人人伽利略系列 33

40歲保健指南

掌握身體正確知識！
應對&預防中老年疾病

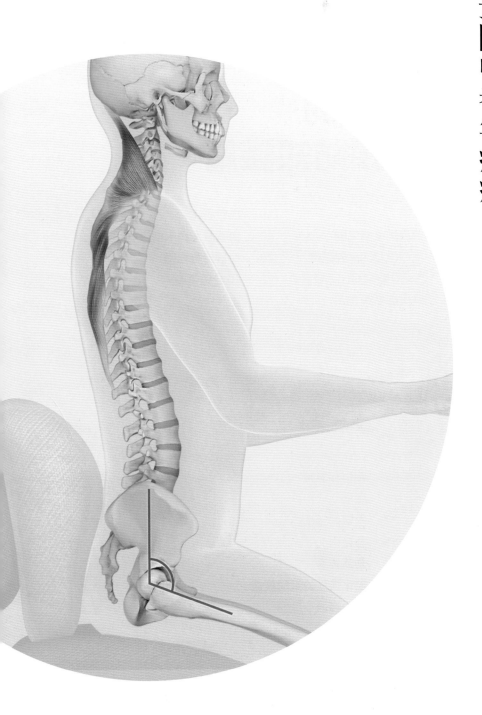

人人出版

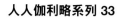

人人伽利略系列 33

掌握身體正確知識！應對＆預防中老年疾病

40歲保健指南

1 40歲後的 身體預防知識篇

協助 吉田博

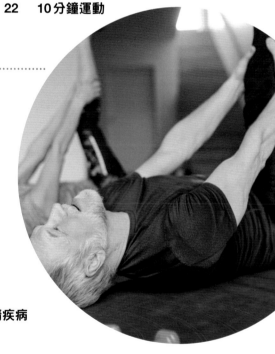

2 40歲後的 身體理解篇

協助 坂井建雄／堀江重郎

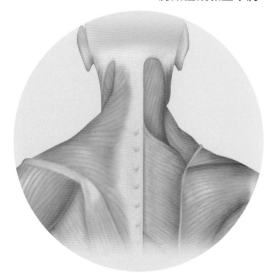

3

40歲後的
身體疾病篇

協助 坂井建雄／堀江重郎

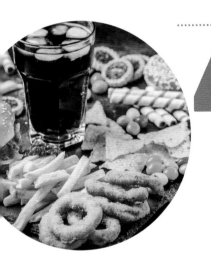

4

40歲後的
飲食・運動篇

協助 石澤香野／山田 悟

5

40歲後的
睡眠篇

協助 柳澤正史

40 歲後的
身體預防知識篇

1

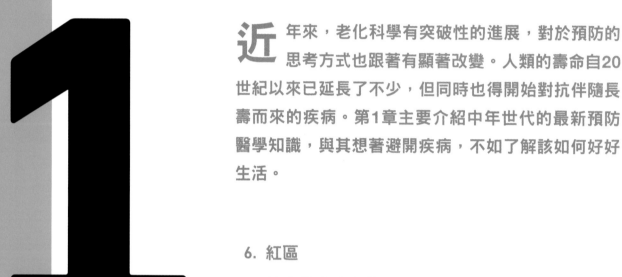

近　年來，老化科學有突破性的進展，對於預防的
　　思考方式也跟著有顯著改變。人類的壽命自20
世紀以來已延長了不少，但同時也得開始對抗伴隨長
壽而來的疾病。第1章主要介紹中年世代的最新預防
醫學知識，與其想著避開疾病，不如了解該如何好好
生活。

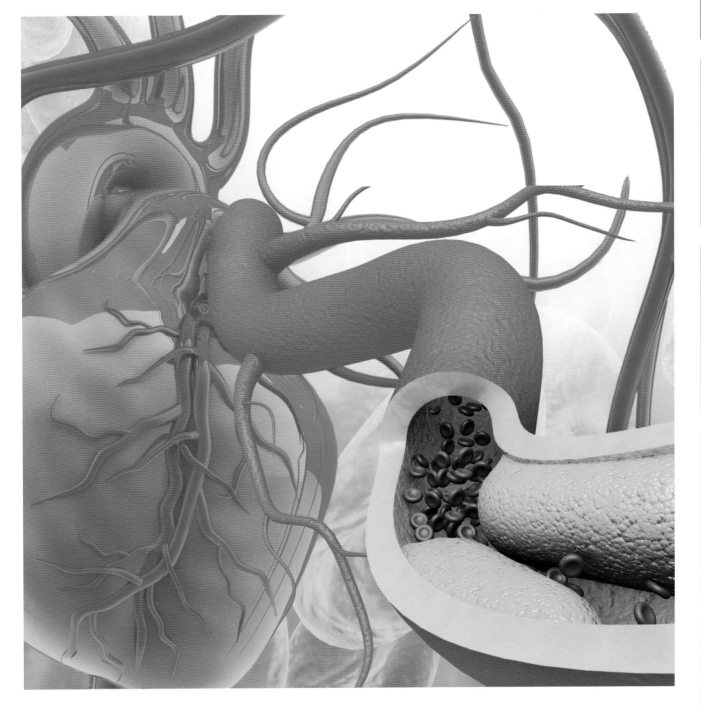

協助　吉田博

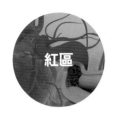

中年世代預防疾病的關鍵 在於如何應對紅區

健康壽命指的是沒有健康上的問題,能夠過著正常的生活。根據內政部的統計表示,2019年台灣人的健康壽命為72.4歲,比2009年時多了1.6歲,其中男性為70.1歲,女性為74.8歲。

而以平均壽命來說,2019年台灣人的平均壽命為80.9歲,男性為77.7歲,女性為84.2歲。

如何縮短紅區

健康壽命與平均壽命的差距,男性是7.6歲,女性是9.4歲。一般來說,這段期間需要接受照護

 進入紅區後,衰弱狀態急增、死亡率上升

一旦進入紅區(70~74歲以後),身體會開始出現各種疾病。推遲進入紅區或是縮短紅區,即中年世代必須要面對的課題。下圖是美國女性死亡率的年齡分布,從圖可知因平均壽命延長而引起的疾病(紅區內的疾病),死亡率相對較高。

出處:改自1900年Bell and Miller, 2016年Human Mortality Database

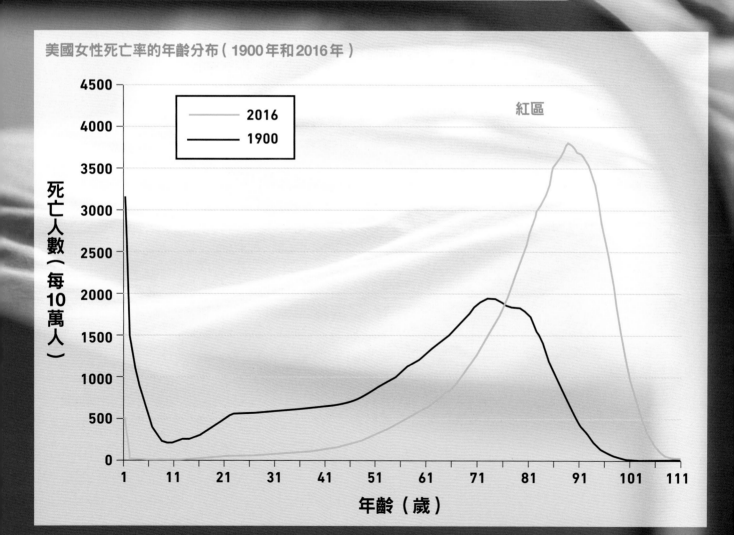

美國女性死亡率的年齡分布(1900年和2016年)

或他人協助的可能性也較高。

美國伊利諾大學流行病學暨生物統計學博士奧祥斯基（Stuart Jay Olshansky，1954～）等人將這段期間稱之為「紅區」（red zone）。

此時隨著年紀增長，疾病開始接二連三地出現，轉眼間就變成需要接受照護的人，甚至也很常見死亡的案例。

奧祥斯基博士在論文中指出，一直以來以延長平均壽命為目標的研究，已經到了極限。就算針對紅區內發生的各種疾病進行治療，也無法再延長平均壽命。

比起改變年齡增加所引起疾病的對應方式，縮短紅區才是重點所在，亦即「延長健康壽命」。

具體來說，就是減少衰弱（意指運動能力和身心變得虛弱）的狀態，找出原因並予以改善。

因此，最重要的是改變中年世代的生活習慣。

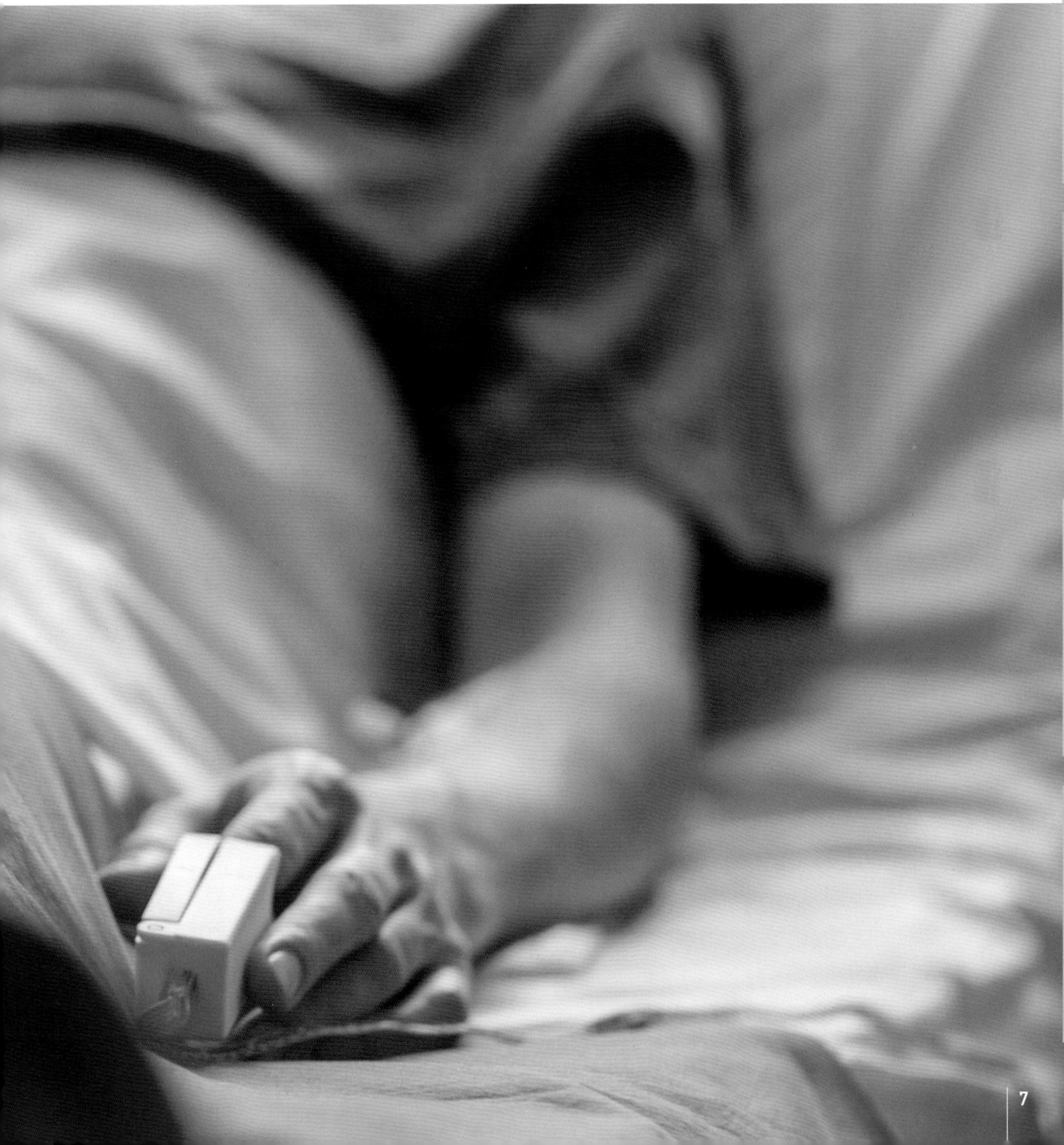

1章 身體預防知識篇

2章 身體理解篇

3章 身體疾病篇

4章 飲食・運動篇

5章 睡眠篇

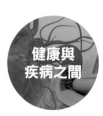
掌握健康與疾病之間的「未病」狀態

是否能夠延緩進入紅區,或是縮短紅區的時間呢?

熟悉中年世代預防醫學的日本未病學會理事長吉田博醫學博士認為:「診斷健康與疾病之間的過渡狀態是有必要的。」

例如占日本人所有死因三成的心臟病、中風危險因子者,其高血壓、低密度脂蛋白膽固醇(LDL-Cholesterol)數值會上升,有高血糖的症狀等等。而引發這些狀態的要因為代謝症候群(metabolic syndrome)。血脂異常、高血糖等狀態還沒到需要治療的階段,甚至幾乎沒有任何自覺症狀。

吉田博士說明:「但是若將這些狀態置之不理,確實會發展成疾病。我們的這種狀態就是一般所稱的『未病』。」

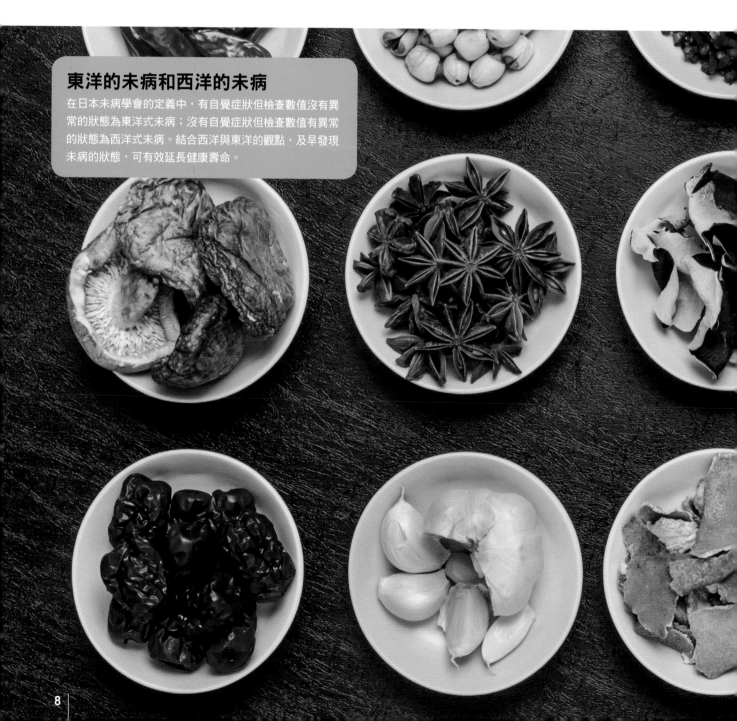

東洋的未病和西洋的未病

在日本未病學會的定義中,有自覺症狀但檢查數值沒有異常的狀態為東洋式未病;沒有自覺症狀但檢查數值有異常的狀態為西洋式未病。結合西洋與東洋的觀點,及早發現未病的狀態,可有效延長健康壽命。

依照年齡確認變動值和異常值

在毫無自覺症狀下，隨著年齡的增長而器官功能逐漸衰退，讓健康壽命縮短的疾病也開始陸續出現。

吉田博士補充：「舉例來說，主動脈脈波傳播速率（pulse wave velocity，PWV）這項檢查數值會隨著年紀增加而變快。當持續老化，血管變硬逐漸失去彈性後，血流速度就會加快。有時還因血脂異常、血壓上升、血糖值惡化加重血管的負荷，即使只是輕度，數值仍會出現異常，這就是所謂的未病狀態。而如何控制這個未病狀態，攸關壽命的長短。」

因年齡增長使得未病的狀態持續發展，也可能會有多個未病同時存在。

重點在於透過健康檢查確認未病的狀態，才能提早發現問題、盡早治療。

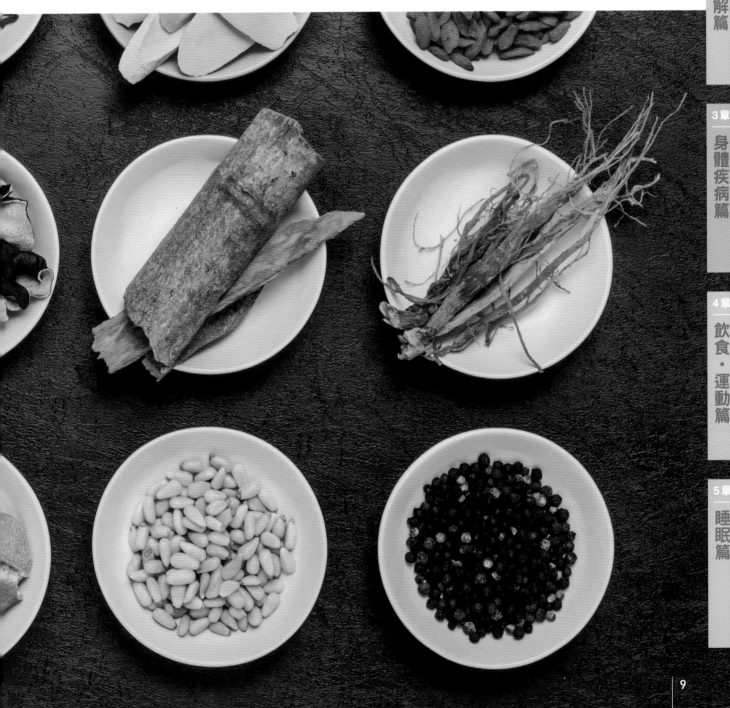

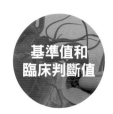

與其隨著健康檢查的數值而憂喜
不如理解自已健康狀態的數值

每年做一次身體檢查或全身健康檢查，了解這些臨床檢查數值，是追求健康生活必要的一環。當年紀增長，檢查數值也會出現變化。但是否還落在個人的正常範圍內？還是已經顯示出異常了呢？這些都必須事先知道才行。

吉田博士說明道：「隨著年齡增加，每個人健康狀態的數值（正常值）差異性也越發顯著。即使落在基準範圍內，也不一定是健康的狀態。透過健康檢查確認數值的變化，事先知道自己的正常值為何，即便在基準值的範圍內也能發現到自己體內的小小異常。」

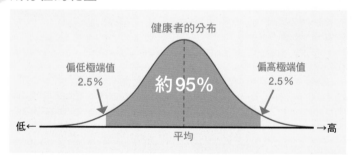

「基準值」是占95%的健康者
所存在的範圍

健康者的分布

偏低極端值
2.5%

偏高極端值
2.5%

約95%

低←

→高

平均

上圖為如何決定基準值的圖。以健康檢查受檢者的數據等為基礎，製作出健康者的檢查值分布，將2.5%的偏高極端值與2.5%的偏低極端值刪除後，由包含健康者95%的數值所決定。

基準值和臨床判斷值

健康檢查的報告上，同時記載著基準值和自己的檢查數值。有些人或許會因為是否落在基準值的範圍內而或喜或憂。

不過，吉田博士認為這其實沒有多大意義。所謂基準值，只是符合一定基準的健康者的檢查數值分布。基準值（基準範圍）是將2.5%的偏高極端值與2.5%的偏低極端值刪除後，由包含全體95%的數值所決定。

吉田博士補充說：「基準值只是判斷檢查數值時的一個參考值，並不是判斷正常或異常的依據。比方說，低密度脂蛋白的基準範圍（基準值）是65～163mg/dL，但低密度膽固醇血症的臨床判斷值卻是140mg/dL以上。換句話說，就算在基準值（基準範圍內），有可能被判定為低密度膽固醇血症。」

比起是否落在基準值內，確實掌握自己的數值才是重點。

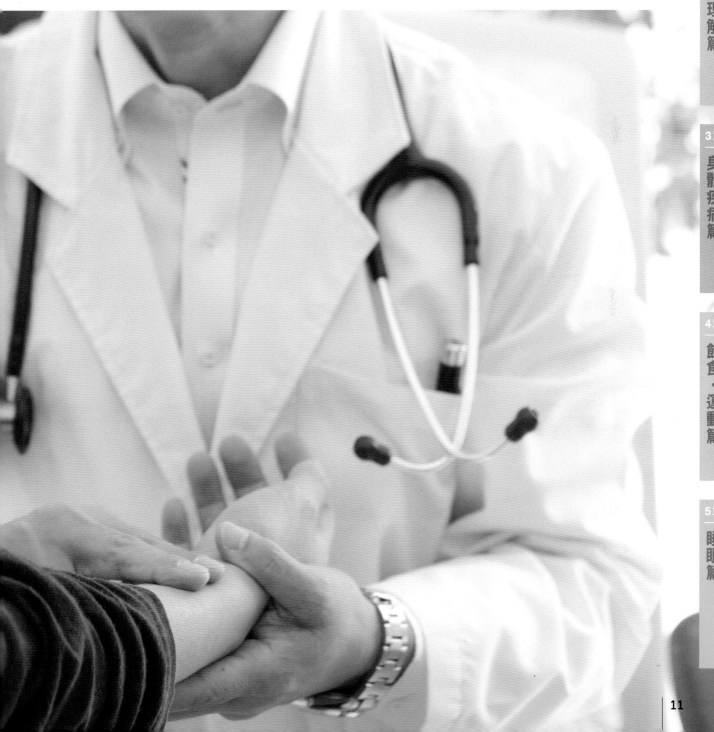

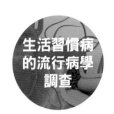

生活習慣病
的流行病學
調查

生活習慣病的危險因子
會隨著時代而變化

癌症、中風、心臟病等疾病的未病狀態，會隨著醫學及醫療技術的進步而產生變遷，因此我們必須事前釐清哪些是危險因子。

日本人生活習慣病的現地研究調查

鄰近福岡市的久山町，其年齡組成和職業構成幾乎與日本全國的平均相同。而研究對象的健康檢查受檢率高（約80%）、追蹤率也高（99%以上），大多數（約75%）的死亡病例都有進行病理解剖，能夠正確評估死因

今回　前回　前々回　3回前　4回前

（TG・T-Cho）

400

T-Cho

0

前々回　3回前　4回前

TG

T-Cho

LDL-Cho）

200

【脂
G
G
γ－
総ヒ
ＡＬ
【脂質（
総コレ
中性脂
ＨＤＬコ
ＬＤＬコ
【糖代謝判
空腹時血
ＨｂＡ１
【腎機能判定
尿素窒素
クレアチ

或有無隱藏疾病。也就是說久山町的研究結果，在某種程度上如實的反映了日本人生活習慣病的情況。

高血壓為心血管疾病危險因子之一，也算在未病的階段內。日本從1961年到2002年為止，高血壓患者的比例幾乎沒有什麼變化。可是服用降血壓藥物者的比例，1961年時男女皆為2％，到了2002年卻分別增加至17％和15％。從結果來看，高血壓患者的平均血壓值不論性別皆呈下降的趨勢，其背後的原因就是高血壓的治療日漸普及所致。

另一方面，肥胖、血糖值異常等代謝異常的比例卻在急增中。BMI25以上的過重及肥胖的比例從1961年的6％，上升到2002年的30％，增加了近5倍。另一方面，高膽固醇血症（hypercholesterolemia）增加了約9倍，血糖值異常增加了約5倍。

換句話說，當前最重要的是找出引起肥胖、代謝異常的主要原因並予以預防。

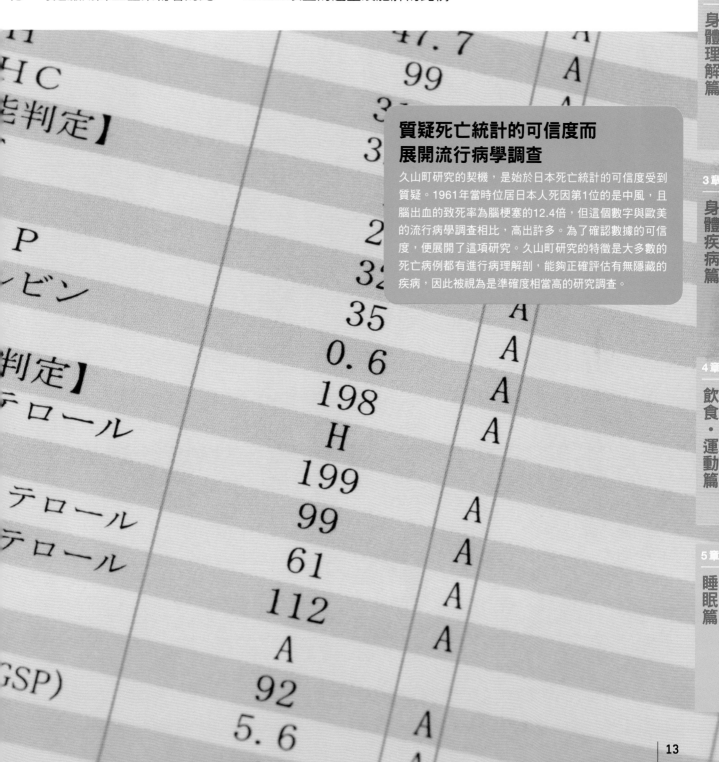

質疑死亡統計的可信度而展開流行病學調查

久山町研究的契機，是始於日本死亡統計的可信度受到質疑。1961年當時位居日本人死因第1位的是中風，且腦出血的致死率為腦梗塞的12.4倍，但這個數字與歐美的流行病學調查相比，高出許多。為了確認數據的可信度，便展開了這項研究。久山町研究的特徵是大多數的死亡病例都有進行病理解剖，能夠正確評估有無隱藏的疾病，因此被視為是準確度相當高的研究調查。

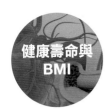

BMI 過低或過高
皆會造成壽命縮減

身體質量指數BMI（Body Mass Index），是以身高和體重計算得出數字，來衡量胖瘦程度的一個標準。

世界衛生組織（WHO）發表

BMI指數的標準若落在18.5～25屬於「正常體重」，25～30屬於「過重」。

從各種流行病學的研究已經得知，BMI過低或是過高都會縮短

壽命。

舉例來說，BMI過低、體重過輕會伴隨著衰弱的症狀；BMI過高、肥胖則會引發代謝症候群等生活習慣病。

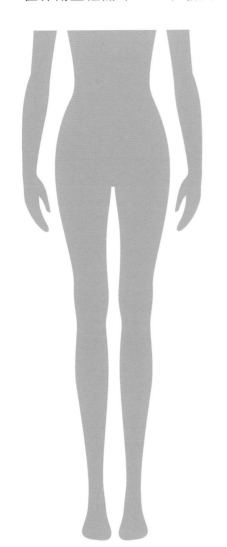

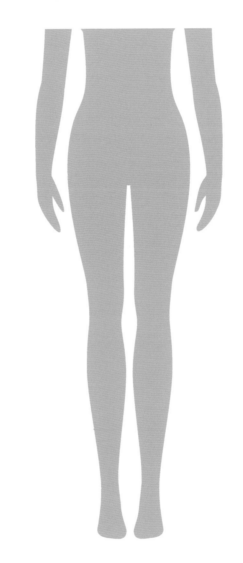

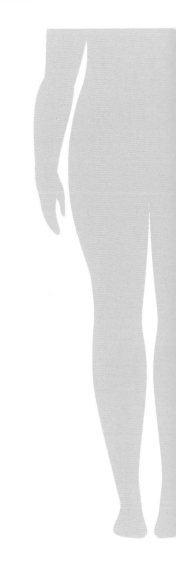

<18,5
UNDERWEIGHT

18,5-24,9
NORMAL

25
OVE

同時預防衰弱和生活習慣病的BMI範圍

若要縮短紅區、延長健康壽命，就得同時預防衰弱和生活習慣病。

其中一個簡單的參考指標就是BMI。

「日本人飲食攝取基準2020」就是以觀察流行病學研究報告中死亡率最低的BMI為基礎，根據疾病別的發病率和BMI的關聯、死因與BMI的關聯，以及吸菸或疾病併發症對BMI、死亡風險的影響等BMI的實際情況所制定的。BMI的數值為男女通用。

依照上述的基準，中年世代（50～64歲）死亡率最低的BMI為20.0～24.9，維持體型的目標BMI也同樣是20.0～24.9。

而65歲以上的高齡者，因為必須從預防衰弱和生活習慣病這兩項觀點來看，所以目標BMI的範圍會落在21.5～24.9之間。建議大家可參考上述的數值，著手進行體重管理。

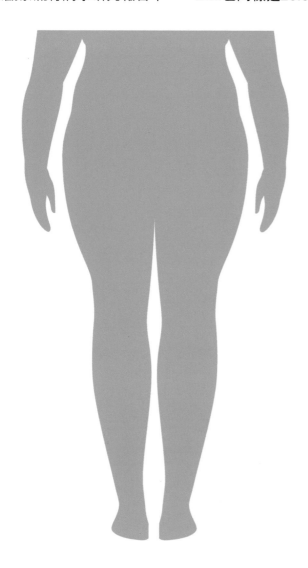

高齡者保持微胖反而能延長壽命的流行病學研究資料

18～49歲總死亡率最低的BMI範圍是18.5～24.9，而75歲以上的高齡者則是22.5～27.4。高齡者的BMI如果過低會造成衰弱的狀態，但過高又會引發代謝症候群等生活習慣病，兩者皆會讓健康壽命縮短。從觀察流行病學研究資料已知，微胖反而能夠延長壽命。

,9
IGHT

30-34,9
OBESE

35<
EXTREMLY OBESE

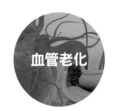

人會跟著血管一起老化
檢視血管的狀態並做適當因應

奠定現代西洋醫學基礎的奧斯勒醫師（William Osler，1849～1919）認為，人體會跟著血管一起變老。動脈隨著年齡增長而硬化，是一種在體內默默進行長達10～20年以上的疾病。吉田博士認為：「動脈硬化是老化現象的代表性疾病，而能否預防主要動脈硬化心血管疾病的『缺血性心臟病』和『腦血管疾病』，正是『健康老化』的關鍵所在。」

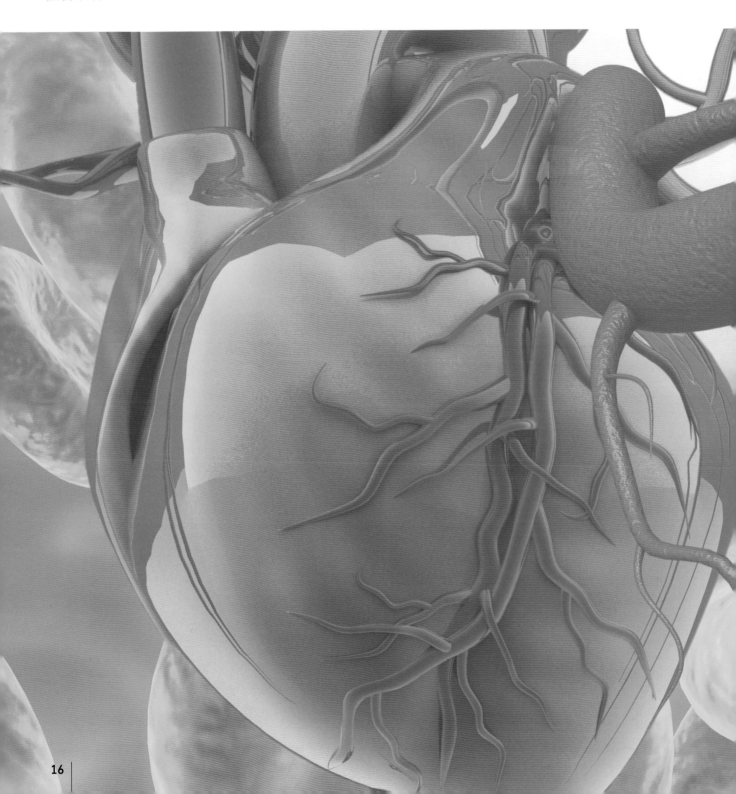

找出與動脈硬化有關的未病

為了防止動脈硬化，必須從未病階段就開始提早應對。例如做好健康管理，根據不同症狀，有必要治療時就盡速就醫。

此外，根據各種流行病學的證據顯示，動脈硬化除了會隨著年紀增長而發病，血脂異常和吸菸、高血壓、糖尿病、慢性腎臟病、睡眠呼吸中止症、代謝症候群也都是動脈硬化的危險因子。

吉田博士說明：「例如血脂異常、高血壓、糖尿病、吸菸之類，都可以透過自我管理改變生活習慣，或是使用治療等方式來介入。」

因年紀漸增導致身體各個器官的功能開始衰退之前，先行處理好動脈硬化的未病是很重要的，這也攸關是否能盡量延遲進入紅區、延長健康壽命。

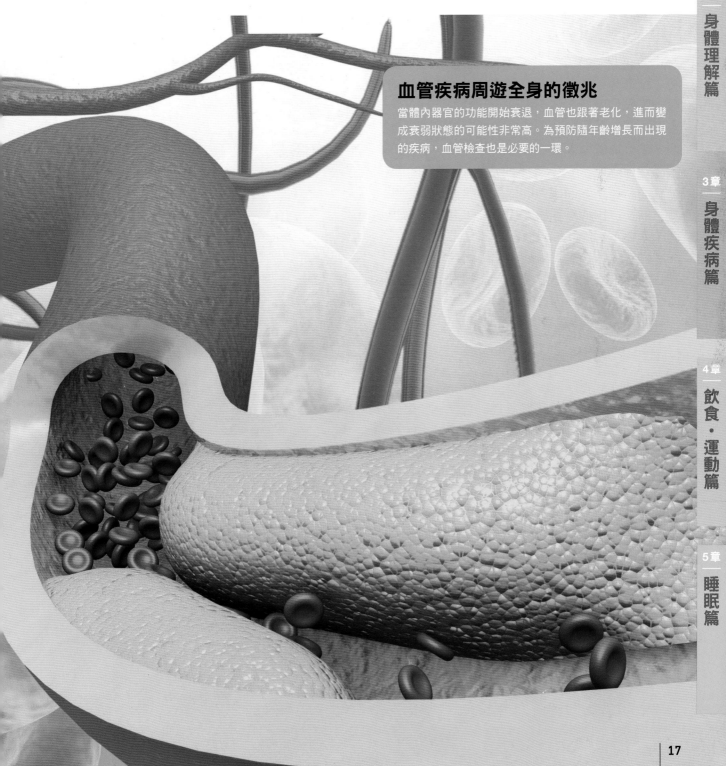

血管疾病周遊全身的徵兆

當體內器官的功能開始衰退，血管也跟著老化，進而變成衰弱狀態的可能性非常高。為預防隨年齡增長而出現的疾病，血管檢查也是必要的一環。

測量動脈狀態的檢查

為了盡可能防止動脈硬化，首要之務是正確掌握自己血管的狀態。但是要如何檢視自己血管的狀態呢？用於預防動脈硬化的檢查有以下幾種。

測量動脈壁厚度和硬度的檢查

「脈波傳導速率」是心臟打出血液（主動脈）所產生的脈搏拍動（脈波），通過血管傳達到下肢的速度。從心臟到下肢的血流速度，會與動脈血管壁的硬度或血管內部的厚度成比例。一旦血管壁變硬或血管內部變厚，脈波的傳導速度就會變快。吉田博士說明：「透過該檢查能夠發現動脈硬化的程度、早期的血管阻塞，並檢測出血管年齡。比方說，有生活習慣病的人雖然實際年齡只有50歲，但血管年齡可能已經高達80歲。不過這項檢查只能得知動脈硬化的程度，並無法反映出有斑塊形成、造成血栓的粥狀硬化，因此必須多加留意。」

判定動脈整體彈性的檢查

心踝血管指數（cardio-ankle vascular index, CAVI）是測量主動脈到腳踝整個動脈彈性（將血液送回心臟的力量）的指標。吉田博士補充說：「CAVI值8～9可視為是未病的狀態，9以上就必須懷疑可能有動脈硬化。其中也包含了需要治療支援的未病（生活習慣病）狀態。有些症狀經過一段時間後也可能轉變為高風險的疾病，但只要透過事前的檢查就能及早因應。」CAVI值會隨著年紀增長而變高，因此可做為懷疑疾病發作時的參考指標。吉田博士最後給予建議：「這項檢查已經列入健保給付，建議中年世代最好都做一次檢查。」

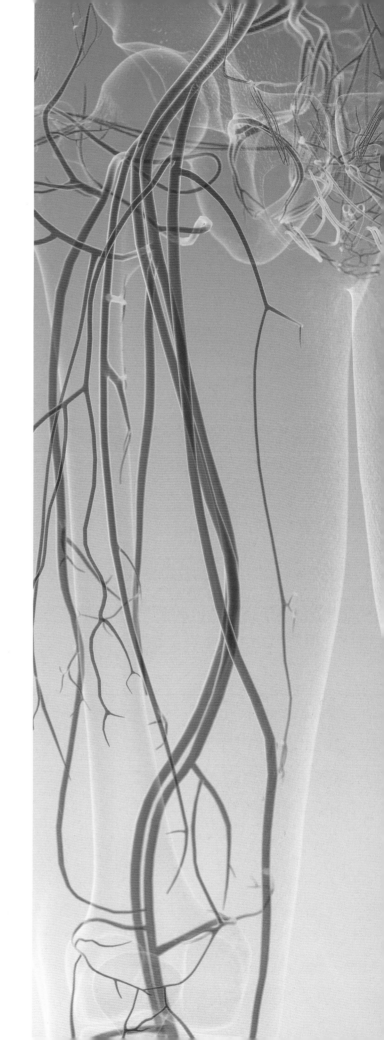

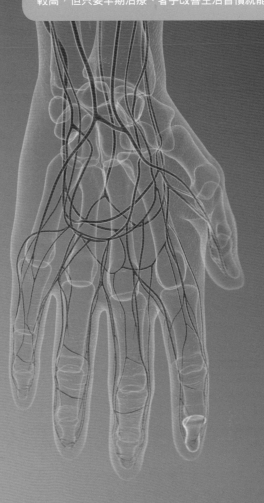

 **CAVI 值 8 以上即
未病的狀態**

有腦梗塞、心血管疾病、慢性腎臟病、血管炎症狀的
人，CAVI值大多偏高。此外，有高血壓、糖尿病、代謝
症候群、睡眠呼吸中止症、吸菸的人，這項數值也會比
較高，但只要早期治療、著手改善生活習慣就能降低。

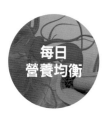
留意攝取的總熱量
並攝取蛋白質增加肌肉量

延遲進入紅區的首要之務是避免處於未病狀態,而中年世代該具備哪些營養均衡的概念呢?

「40～75歲階段的重點是預防代謝症候群,必須限制每日攝取的總熱量;65歲以上的人為了縮短過渡到紅區的期間,必須

面對造成身體活動機能低下的運動障礙症候群(locomotive syndrome)、衰弱症(frailty)等問題。要維持健康的體態就得

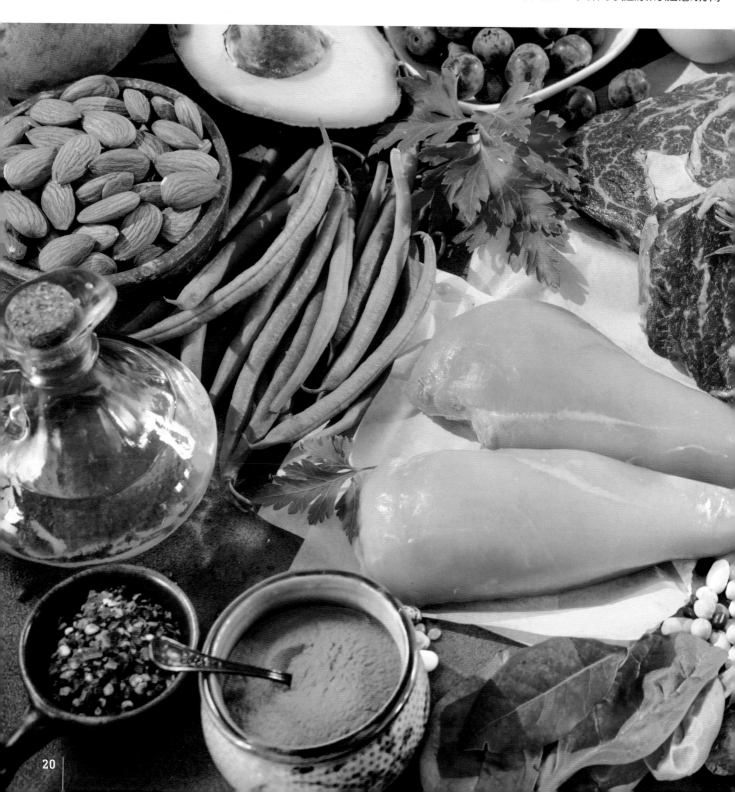

積極地攝取營養，尤其是能增加肌肉的蛋白質」（吉田博士）。

攝取低熱量的蛋白質

那麼在不增加總熱量的情況下，該如何攝取蛋白質呢？

「低熱量的雞胸肉、鮪魚赤身、豆腐都是有助增加肌肉的最佳食物，皆富含生長肌肉所需要的纈胺酸、白胺酸、異白胺酸等三種胺基酸」（吉田博士）。

蔬菜類則是具有減少鹽分、糖分和脂肪攝取量的作用。「高麗菜、白蘿蔔、花椰菜、大白菜之類的十字花科蔬菜最為推薦，蘑菇、香菇也對身體很好」（吉田博士）。中年世代若想避免生活習慣病上身，就得遵守適合自身狀況的熱量攝取量。

同時為避免衰弱症發生，以優質蛋白質食物為基礎更能達到營養均衡。

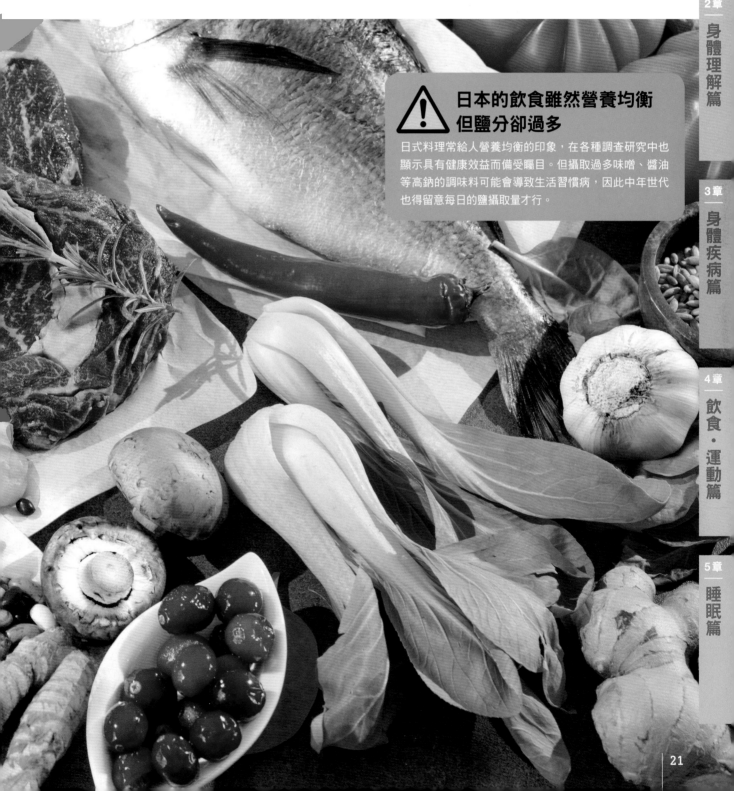

⚠️ **日本的飲食雖然營養均衡但鹽分卻過多**

日式料理常給人營養均衡的印象，在各種調查研究中也顯示具有健康效益而備受矚目。但攝取過多味噌、醬油等高鈉的調味料可能會導致生活習慣病，因此中年世代也得留意每日的鹽攝取量才行。

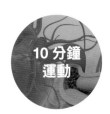

每年有5萬人因運動不足而死亡
從每次10分鐘的輕度運動開始吧

因新冠肺炎疫情期間而須遠距工作的人當中，應該很多人身體活動的機會都大大減少了吧？

尤其對肌肉量大幅縮減的中年人而言，透過日常鍛鍊來維持肌肉量是有必要的。根據2007年的死亡人數統計（下圖），日本每年有5萬人因運動不足造成心血管疾病而死亡。有時候又因為工作忙碌、抽不出完整的時間，無法確保足夠的時間來運動。

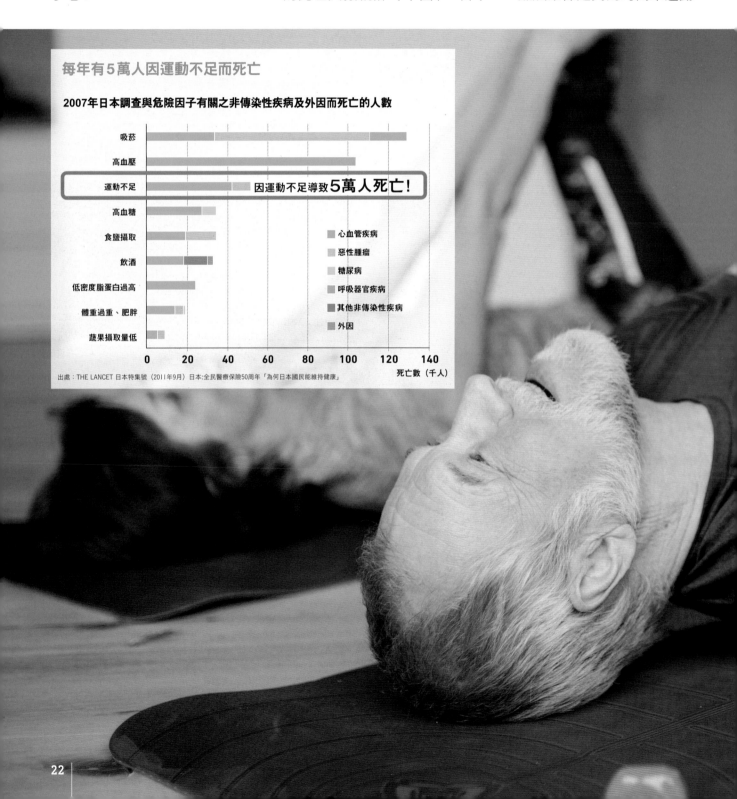

每年有5萬人因運動不足而死亡

2007年日本調查與危險因子有關之非傳染性疾病及外因而死亡的人數

- 吸菸
- 高血壓
- 運動不足　　　　　因運動不足導致**5萬人死亡**！
- 高血糖
- 食鹽攝取
- 飲酒
- 低密度脂蛋白過高
- 體重過重、肥胖
- 蔬果攝取量低

圖例：
- 心血管疾病
- 惡性腫瘤
- 糖尿病
- 呼吸器官疾病
- 其他非傳染性疾病
- 外因

0　20　40　60　80　100　120　140

死亡數（千人）

出處：THE LANCET 日本特集號（2011年9月）日本:全民醫療保險50周年「為何日本國民能維持健康」

每天執行6次
每次10分鐘的運動

「如果是這樣，就算每次10分鐘也好，只要能夠盡量增加外出步行之類的身體活動即可」（吉田博士）。

根據波士頓大學醫學部預防醫學博士葛萊瑟（Nicole Graser）等人於2013年的研究，10分鐘左右的輕度身體活動，就能夠得到減輕體重、降低膽固醇值和血糖值等預防心血管疾病的效果。

要有這樣的效果，關鍵在於累積多次10分鐘左右的輕度運動。

至於要累積到什麼程度？不妨參考一下日本厚生勞動省的「＋10運動」（下圖）。中年世代只需每次做10分鐘左右的運動，每天累積60分鐘；65歲以上的話每天累積40分鐘。

「可以利用工作之間的空檔，或是善用通勤、採買東西時。重點是要長期維持運動的習慣」（吉田博士）。

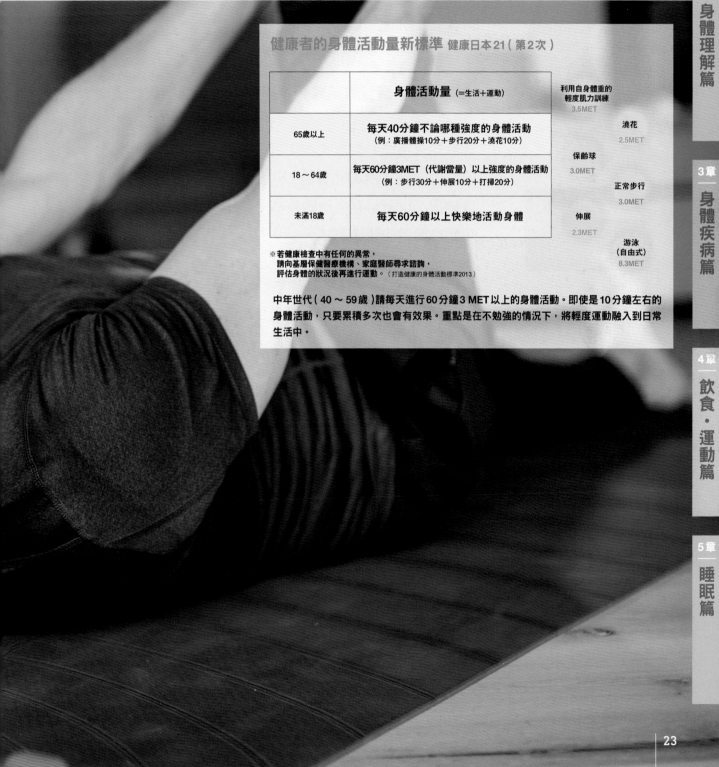

健康者的身體活動量新標準 健康日本21（第2次）

	身體活動量（＝生活+運動）
65歲以上	每天40分鐘不論哪種強度的身體活動（例：廣播體操10分＋步行20分＋澆花10分）
18～64歲	每天60分鐘3MET（代謝當量）以上強度的身體活動（例：步行30分＋伸展10分＋打掃20分）
未滿18歲	每天60分鐘以上快樂地活動身體

利用自身體重的輕度肌力訓練 3.5MET
澆花 2.5MET
保齡球 3.0MET
正常步行 3.0MET
伸展 2.3MET
游泳（自由式）8.3MET

※若健康檢查中有任何的異常，請向基層保健醫療機構、家庭醫師尋求諮詢，評估身體的狀況後再進行運動。（打造健康的身體活動標準2013）

中年世代（40～59歲）請每天進行60分鐘3 MET以上的身體活動。即使是10分鐘左右的身體活動，只要累積多次也會有效果。重點是在不勉強的情況下，將輕度運動融入到日常生活中。

2

40歲後的身體理解篇

最近，是否開始感覺腰腿無力，或是極度疲憊？因為過了50歲，支撐日常活動的全身肌肉和軀幹肌肉就會開始衰退。本章將介紹隨著年紀增長而退化的運動器官（肌肉和骨骼）、感覺器官（眼睛和耳朵）等結構，以及容易罹患的疾病。在了解致病機轉後，即可建立有效的預防方式。

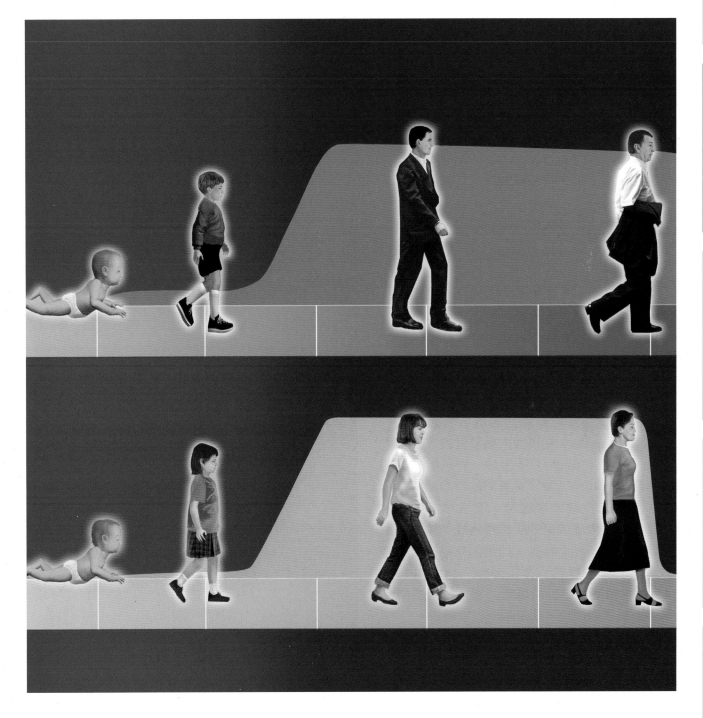

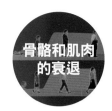

骨骼和肌肉的衰退

急速衰退的骨骼和肌肉

日本順天堂大學醫學部解剖學暨生物構造科學的坂井建雄博士，針對中高齡者的肌肉衰退提出了如下的說明：「下肢肌肉最快在25歲之後開始衰退，而會出現問題的則是支撐日常活動的全身肌肉和軀幹肌肉，這些肌肉約從50歲後就會很快地衰退」。

或許有人以為即使上了年紀後肌力減退，只要鍛鍊一下就能馬上恢復原狀。然而對於恢復肌力的難度，坂井博士如是說：「隨著年紀逐漸流失的肌肉，很難再恢復到原有的程度。而且若是男性的話，由於促進肌肉生長的男性激素也跟著衰退了，要增加肌肉量會變得更加困難。」

那該怎麼做才能維持肌力呢？其實男性到45歲、女性到50歲前，軀幹部位的肌肉（意指軀幹部位的核心肌群）都處於平緩上升的狀態，因此透過鍛鍊軀幹肌群的肌力訓練是有效的。

運動可以促進肌纖維的新生

肌肉主要是由牽引身體活動的「骨骼肌」（skeletal muscle）和構成內臟器官的「平滑肌」（smooth muscle）所組成。骨骼肌的重量約占體重的40%，除了是身體動作的動力來源外，也具有促進血液循環、產生熱能等功能。骨骼肌由大量成束的肌纖維組成，並透過肌纖維的收縮帶動而移動。如果因為受傷導致肌纖維受損，附近的「衛星細胞」（satellite cell）便會製造出新的肌纖維。當運動造成肌肉承受的負荷增加時，衛星細胞也會增生。

可是，隨著年齡增長，衛星細胞的數量開始減少，殘存下來的衛星細胞其增生能力也逐漸衰退，這便是造成肌肉量下降的原因。

20歲後的肌肉量變化率

變化率（%）

縱軸刻度：20, 10, 0, -10, -20, -30, -40, 20

橫軸（年齡）：10, 20, 30, 40, 50, 60, 70, 80, 90, 100

減少

圖例：
—— 男性
······ 女性

軀幹
全身
下肢

參考文獻：谷本 芳美等人《日本人肌肉量的老化特徵》，日本老年醫學會雜誌2010年47卷1號 p.52-57

骨骼、肌肉、關節的老化會影響運動能力

右頁分別是骨質疏鬆症、肌肉萎縮、關節變形的示意圖。這些疾病皆會影響站立或行走功能，也是縮短健康壽命的原因之一。

肌肉萎縮

正常的肌肉	萎縮的肌肉

慢縮肌纖維
快縮肌纖維
神經
肌纖維

衛星細胞

快縮肌纖維衰退

衛星細胞衰退

神經與肌纖維的連結變弱

肌肉又分成能發揮出瞬間爆發力的「快縮肌」和具有持久力的「慢縮肌」，日常生活中較少使用到的快縮肌會最先開始衰退。此外，神經與肌纖維的連結也變弱，因而造成身體無法隨心所欲地活動。

骨質疏鬆症

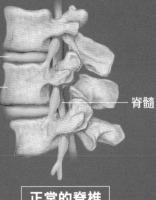

椎間盤
（軟骨）

椎骨

脊髓

正常的脊椎

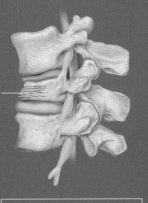

骨折後被壓碎
的椎骨

因骨質疏鬆症而造成
脊椎骨折

骨質疏鬆症容易導致骨折。尤其是打噴嚏或搬重物的瞬間造成背骨（脊椎）承受過大壓力，也會引起骨折。

退化性膝關節炎

因膝蓋軟骨磨損消耗導致膝關節變形，並產生疼痛感。

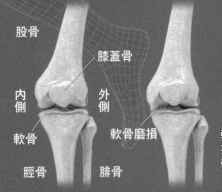

股骨

膝蓋骨

內側

外側

軟骨

軟骨磨損

脛骨

腓骨

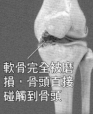

軟骨完全被磨損，骨頭直接碰觸到骨頭

正常的膝關節　　　輕微變形　　　嚴重變形

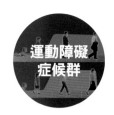
注意避免發生
運動障礙症候群、
衰弱症、肌少症

根據日本厚生勞動省依風險要因分類之關聯死亡人數的統計（2007年），「運動不足」是緊接在吸菸、高血壓之後的第3大死亡原因，實際上每年因運動不足而死亡的人數約有5萬人之多。運動不足之所以會造成這麼多的死亡人數，原因就在於運動障礙症候群。

運動障礙症候群是
行動能力下降的狀態

所謂運動障礙症候群，指的是活動身體時相對應的運動器官出現問題，導致行動能力處於衰退的狀態。

運動器官即骨骼、肌肉、關節等活動身體時的必要結構。一旦運動器官發生問題，罹患骨質疏鬆症、骨折、肌少症（因年齡增加造成肌肉量減少、肌力和身體功能下降的狀態）的風險也會提高，使得身體的姿勢改變、柔軟度變差。當身體的行動能力逐漸受限後，最終可能演變成需要接受照護的狀態。因此，從40歲、50歲就應該要開始預防運動障礙症候群。

身體逐漸衰退的
衰弱症狀態

衰弱症是近年來時常耳聞的病名，指的是因年紀增長，身體各功能出現變化，儲備能力（能力的最大值與平常時的能力之間的差距）下降，容易引發身體健康問題的狀態。例如體重減輕、握力變差、活動力降低、倦怠感等，都是衰弱症的評估指標。

肌少症有時也會引發衰弱症，兩者之間互有關聯。

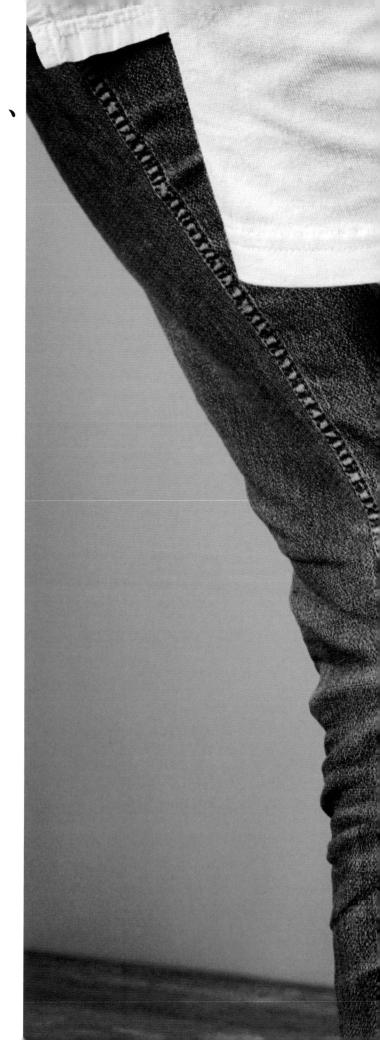

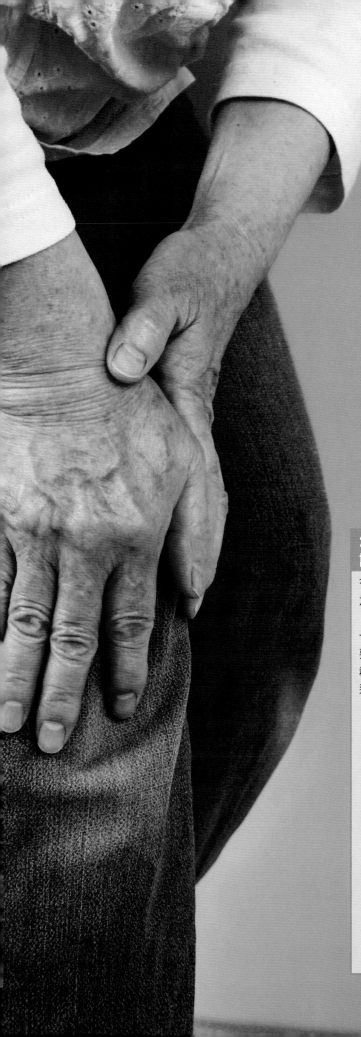

您有運動障礙症候群嗎？
請用「運動障礙檢測表」確認吧

有的人可能會擔心自己是否有運動障礙症候群，因此接下來就為大家介紹可以簡單判斷的「運動障礙檢測表」。

下方是由日本骨科學會等所製作的運動障礙檢測表內容，這七個項目皆為肌肉、骨骼、關節等部位正在衰退中的警訊，只要符合其中一項就得懷疑自己是運動障礙症候群的高風險族群。若有符合任何的項目最好尋求醫師的診斷，並建立起每天運動的習慣，但請務必小心別受傷了。

	檢測項目
1	無法單腳站立穿襪子
2	曾在家中被絆倒或滑倒
3	上樓梯時需要攀著扶手
4	進行稍微需要提重的家務時有困難（例如使用吸塵器、將棉被搬上搬下）
5	外出採買時，提著 2 公斤（大約是 2 瓶 1 公升牛奶的重量）左右的物品走路很吃力
6	無法持續走路 15 分鐘左右
7	無法在綠燈轉紅燈前過完馬路

運動障礙檢測表出處：
日本運動障礙挑戰推進協議會
網址：http://locomo-joa.jp

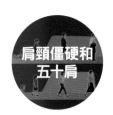

肌肉緊繃與肌腱炎

肩頸僵硬最常發生在覆蓋於肩關節上的「斜方肌」（trapezius）。斜方肌的主要作用是向上提拉連接肩胛骨的上肢（包含手、肘、肩的部分）。

「斜方肌可以藉由肌肉的收縮，提起沉重的上肢。一旦肌肉僵硬，造成血液循環不良，就會進而讓疲勞物質堆積，使得肌肉更容易緊繃，這就是造成肩頸僵硬的直接原因」（坂井博士）。

若工作需長時間盯著電腦螢幕或是滑手機，也會出現頸部肌肉疼痛的症狀。

「由於瀏覽文字時必須固定視線，因此滑手機和看電腦螢幕都會讓頸部肌肉處於緊繃的狀態。當頸部的肌肉僵硬、血液循環變差，肌肉也會變得容易緊繃」（坂井博士）。像這樣的肩頸僵硬，隨著年齡漸增就越容易發作。但只要活動、放鬆肩頸周圍的肌肉，就可以有效舒緩症狀。

常見於50多歲的肩部肌腱炎

五十肩亦即常見於50多歲的症狀。環繞在肩關節周圍的有棘上肌、棘下肌、小圓肌、肩胛下肌，而肌腱與肱骨相連，這群肌肉和肌腱的組合稱為旋轉肌袖（rotator cuff）。正因為有旋轉肌袖，上臂才能做出扭轉的動作。當旋轉肌袖出現小損傷，引起發炎的現象就是五十肩。疼痛會讓手臂難以舉高，甚至嚴重到無法成眠。「旋轉肌袖變得容易損傷，有可能是上了年紀的緣故」（坂井博士）。可以採取固定肩關節抑制疼痛，或是運動療法等復健方式進行治療。

哪裡會產生肩頸僵硬呢？

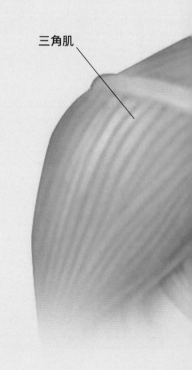

斜方肌

三角肌

要特別注意與肩部動作無關的疼痛

肩頸僵硬是由於肩頸周圍肌肉的血液循環變差，肌肉過度緊繃所致，起因則與運動不足、姿勢不良等身體上的壓力或精神上的壓力有關。一般來說，透過按摩推拿、走路等全身性運動可有效緩解症狀。但肩頸僵硬也可能是特定疾病的症狀之一，如肩頸的關節、神經功能障礙、心臟或消化系統的疾病、憂鬱症都會引發肩頸僵硬。

與肩頸僵硬有關的主要肌肉

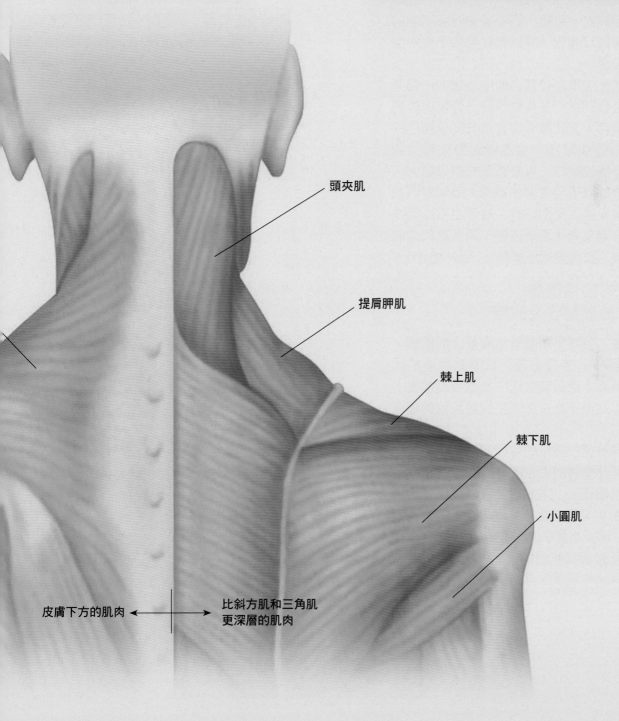

頭夾肌

提肩胛肌

棘上肌

棘下肌

小圓肌

皮膚下方的肌肉 ←——→ 比斜方肌和三角肌更深層的肌肉

1章 身體預防知識篇

2章 身體理解篇

3章 身體疾病篇

4章 飲食・運動篇

5章 睡眠篇

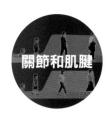

連接部位的退化

機械要發生故障的時候，大多會從強度最弱的部分開始出現問題。人體也很類似，連接部位很容易受到老化的影響。

如前述，肌肉和骨骼就算40歲以後還是能夠鍛鍊，但關節、肌腱、韌帶等骨骼和肌肉的連接部位卻難以強化，所以會在不知不覺中受到老化的影響。

「關節就是設置在骨骼之間空隙處的一種連結構造。當我們進行各種動作時，骨骼與骨骼間會產生摩擦，因此都有富含水分又具彈性的軟骨緩衝以避免摩擦，並透過韌帶來補強關節，限制骨骼的動作。可是當年紀越來越大，軟骨和韌帶的狀況也會開始變差。而肌腱則是連接肌肉與骨骼之間的組織，幾乎由膠原蛋白所組成，會隨著老化逐漸變硬，導致肌肉的收縮受到限制、動作變得不順暢」（坂井博士）。

日本式的生活型態有助於伸展關節及肌腱

舉例來說，阿基里斯腱是全身最大的肌腱，根據統計資料，50歲之後不只運動會造成阿基里斯腱斷裂，連日常生活中也很容易發生。坂井博士認為可能是喪失讓肌腱變柔軟的機會所致。

「鍛鍊身體連接部位的有效方法，是經常做伸展動作提升身體的柔軟度。比方以前日本的住家都舖有榻榻米，常有機會直接盤腿坐在地上，但現在多採西式風格，盤腿而坐的習慣已經沒有了。因此在步入中高齡後，必須更積極地做些伸展關節和肌腱的運動才行」（坂井博士）。

鍛鍊腿部的肌肉

腿部有許多能防止跌倒的重要肌肉，例如脛骨前肌，是在步行中避免下肢顫抖的肌肉。蹲式馬桶現今只有在公共廁所才比較有機會見到，據說脛骨前肌因此退化的人也變多了。

右腳底的肌肉

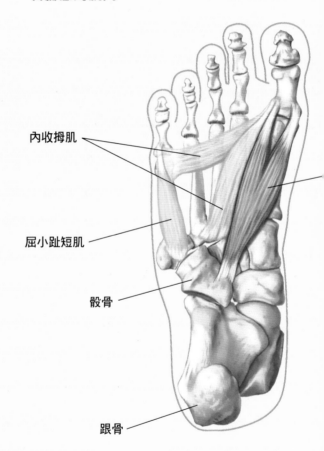

內收拇肌

屈小趾短肌

骰骨

跟骨

要注意骨骼和肌肉連接部位的退化

人體最具代表性的肌腱就是阿基里斯腱。阿基里斯腱雖然強韌有彈性，但還是會因激烈運動而斷裂。近七成的阿基里斯腱斷裂都是運動造成的，但50歲以上的中高齡者，在日常生活中出現肌腱斷裂情形的人也有增加的趨勢。背後的原因，則可能是伸展肌腱的機會越來越少的緣故。

右腳的肌肉

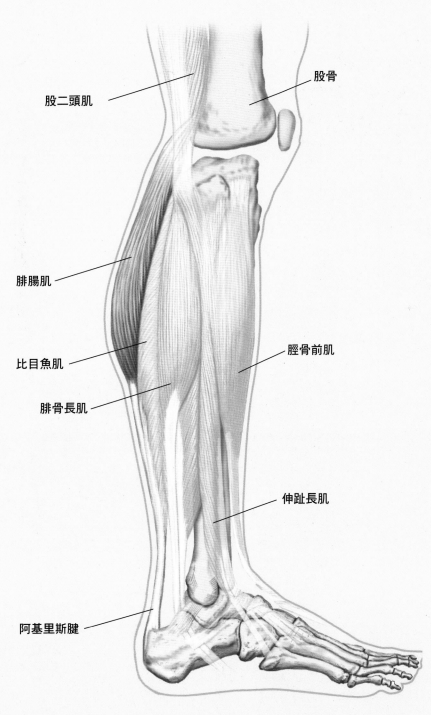

股二頭肌

股骨

屈拇短肌

腓腸肌

比目魚肌

腓骨長肌

脛骨前肌

伸趾長肌

阿基里斯腱

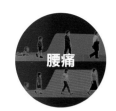

為什麼會腰痛呢？
事先掌握腰痛的發生機制

人體的脊柱是由「椎骨」一塊塊堆疊而成，椎骨之間夾有特殊的軟骨「椎間盤」。脊柱的主要功能之一是支撐上半身的結構。頸椎和腰椎的活動範圍很大，在我們的日常生活中扮演著重要的角色。尤其是位於脊柱下方、承受上半身重量的「腰椎」，不僅是下肢運動的起點，能夠彎曲、扭轉的活動範圍也是所有脊柱區段中最大的。舉例來說，腰椎無法自由活動就做不出

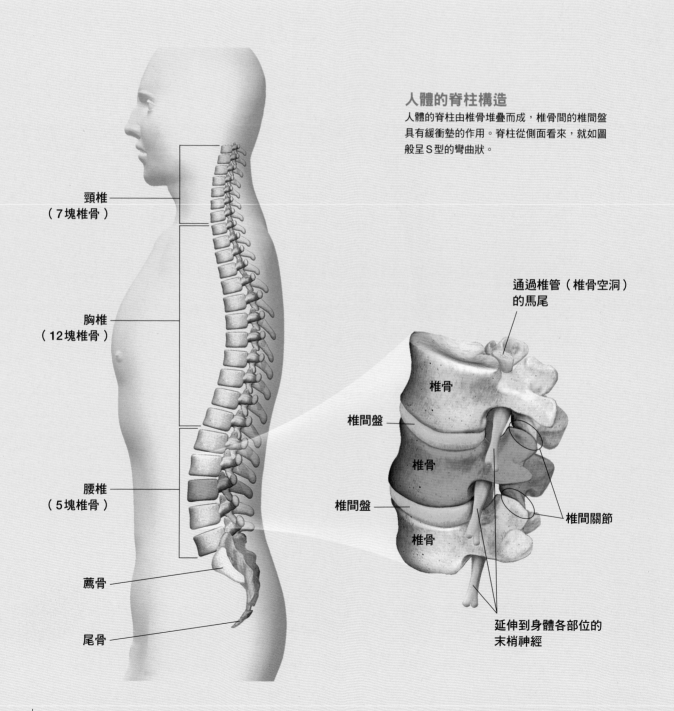

人體的脊柱構造

人體的脊柱由椎骨堆疊而成，椎骨間的椎間盤具有緩衝墊的作用。脊柱從側面看來，就如圖般呈S型的彎曲狀。

頸椎
（7塊椎骨）

胸椎
（12塊椎骨）

腰椎
（5塊椎骨）

薦骨

尾骨

通過椎管（椎骨空洞）的馬尾

椎骨

椎間盤

椎骨

椎間盤

椎骨

椎間關節

延伸到身體各部位的末梢神經

翻身的動作，因為得透過下半身和上半身的扭轉才能夠翻身。

正因為活動範圍大所以會產生疼痛

活動範圍大，也就代表容易造成損傷。因此，當腰椎、椎間盤、周圍的韌帶和肌肉承受不住負荷的時候，就會出現腰痛的症狀。對於用兩腳直立行走的人類來說，腰痛可說是一種宿命。

脊柱的另一個功能是保護重要的神經，脊柱中間的通道稱為「椎管」，有「脊髓」和「馬尾」（脊髓下端的神經根束）通過，這些神經會分支延伸至全身。若因椎骨或椎間盤變形而壓迫到這些神經，可能就會出現伴隨手腳疼痛、發麻、麻痺的腰痛。

腰痛的種類有各式各樣

腰痛可分為兩大類，一種是因脊柱（脊椎）、椎間盤或椎間盤周圍的韌帶和肌肉、神經所引發，一種則歸咎於內臟疾病等脊柱以外的原因。

比起站立的姿勢，坐在椅子上且身體向前傾斜時，椎間盤承載的壓力更大。所以平時在日常生活中，就得多加留意自己的姿勢是否正確，並盡量避免長時間維持同樣的姿勢。此外，透過體操之類的運動鍛鍊腹部和背部的肌力，適度活動身體也是有必要的。

因脊柱或椎間盤的變化引起腰痛的案例

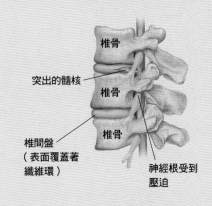

椎骨
突出的髓核
椎骨
椎骨
椎間盤（表面覆蓋著纖維環）
神經根受到壓迫

椎間盤突出

隨著年紀增加，椎間盤內果凍狀的「髓核」彈性降低，逐漸變扁，且椎間盤外圍的「纖維環」出現些許龜裂（椎間盤退化）。如果在此狀態下又加重負荷，嚴重的話會導致髓核被擠壓出來並壓迫到神經，亦即椎間盤突出。不僅造成腰痛，下肢也會感到疼痛或發麻。好發於20多歲～40多歲的青壯年族群。

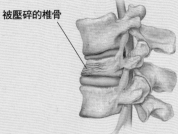

被壓碎的椎骨

骨質疏鬆症引起的脊椎骨折

因骨質疏鬆使骨質變脆的椎骨，只要輕微的外傷或承重就會被壓碎。有時可能連本人也毫無察覺，直到變成駝背才發現已經骨折。

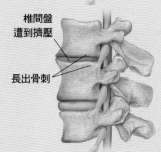

椎間盤遭到擠壓
長出骨刺

變形性脊椎症

為椎間盤隨著年齡老化遭到擠壓，椎骨的邊緣變形、長出骨刺所引起的腰痛。好發於50歲以上的族群，大多為持續不斷的慢性疼痛。

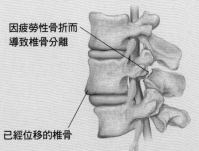

因疲勞性骨折而導致椎骨分離
已經位移的椎骨

脊椎滑脫症

若於中小學的階段長時間進行激烈的運動，有時會造成部分椎骨出現疲勞性骨折、甚至分離的情形（椎弓斷裂）。再者因分離使椎骨不穩定而產生位移，即脊椎滑脫症。當脊椎變得不穩固，就會壓迫到神經而造成腰痛、腳麻等症狀。

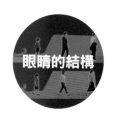

視覺的運作機制
會受到年齡的影響

眼睛與數位相機的運作原理，其實有許多的相似之處。就如同相機的鏡頭是由數片透鏡所組成，眼睛也有2片透鏡。數位相機呈現的影像，是將

物體反射的光轉換為電訊號後儲存下來的資訊。眼睛也有一樣的功能，會將感知的光線變換成電訊號。而且兩者呈現出來的影像，都是由無數個小點所構成

（畫素）。

從物體上反射進入眼睛的光線，會經由厚度約0.6毫米、質地堅韌的第1片透鏡「角膜」（cornea），以及厚度可改變的

眼球的結構

眼球壁可分為三層，分別是外層的「角膜」、「鞏膜」，中層的「虹膜」、「睫狀體」、「脈絡膜」以及內層的「視網膜」。內部還有「水晶體」、「玻璃樣液」（vitreous humor）等構造。成人眼球的平均直徑約為23毫米。

角膜（質地堅韌的第一片透鏡）

大約占整體屈光度的65%。角膜表面不規則扭曲或是凹凸不平，就會造成「散光」。

虹膜（進光量的調節裝置）

透過改變中央孔洞（瞳孔）的大小，調節進入眼睛的光線量。虹膜內有兩種肌肉，可控制瞳孔的放大與縮小，且含有可吸收光線的黑色素，能阻止來自瞳孔以外的光線進入眼球。黑色素的含量會因人種而異，所以「瞳色」也各有不同。

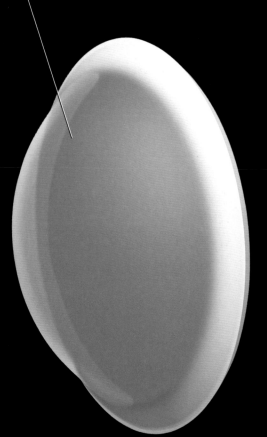
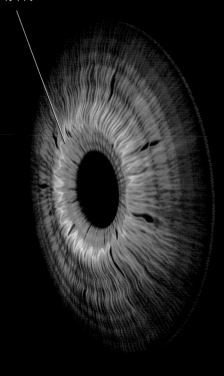

第2片透鏡「水晶體」（lens）折射後，聚焦（成像）在視網膜上。視網膜的作用就猶如數位相機的感光元件一般。

老花眼和白內障是水晶體的功能衰退

「無論遠物還是近物都能看得清楚」的關鍵就在於第2片透鏡「水晶體」。

水晶體就如口感偏硬的果凍般具有彈性，由眾多細纖維組成的肌肉「睫狀體」（ciliary body）牽引著。看遠物時，睫狀體舒張，水晶體變薄；看近物時，睫狀體收縮，水晶體變厚，使光線屈折力變強。因此不論物體的遠近，只要水晶體厚度改變，即可確保光線能聚焦在視網膜上。

隨著年齡增加，眼睛也會受到很大的影響。舉例來說，老花眼是水晶體退化變硬所引起的症狀，白內障則是水晶體變得混濁所致，而老年性黃斑部病變為扮演感光元件功能的視網膜底部有老舊廢物堆積，使得影像扭曲變形，甚至會導致失明。

鞏膜（「暗房」的牆壁）
位於眼球壁的外層，即所稱的眼白部分。除了使眼球內部保持暗度，亦有維持眼睛整體強度的作用。嚴格說來，角膜也是鞏膜的一部分。

玻璃樣液（光線的通道）
玻璃樣液可讓光線透過並到達視網膜。質地柔軟猶如果凍般，是由蛋白質所組成的「海綿」狀組織，99％都是水分。沒有血管且透明無色，一旦出現液化就會變得混濁。若與視網膜分離，眼前就會出現黑點或陰影，亦即「飛蚊症」（42頁）。

脈絡膜（負責供給營養）
位於鞏膜和視網膜中間，可透過血管將養分供給至整個眼球。含有黑色素，可阻擋光線進入。脈絡膜與睫狀體、虹膜三者彼此緊密連成一片膜。

視網膜（感光元件）
內包覆著玻璃樣液，負責將接收到的光線轉換成電訊號，由各種神經細胞組合而成。不只是接收聚焦後的光線，還會在訊號傳進大腦前先進行影像處理。

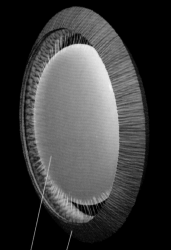

睫狀體（協助調整焦距）
能夠調節水晶體形狀的肌肉。

視神經（傳輸線）
將成像在視網膜上的物體影像，以電訊號的型態傳送至腦部。「青光眼」（42頁）即視神經根受到壓迫所造成的視野缺損。

水晶體（質地柔軟的第2片透鏡）
看遠物時會變薄，看近物時則變厚。水晶體若開始變硬就會出現「老花眼」，變得混濁即「白內障」（42頁）。

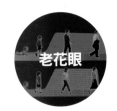

為何會看不清楚文字呢？
問題出在對焦的功能

人的眼睛和數位相機一樣，都是將同一處發出的光線集中於一點後，再調整焦點位置進行對焦。

進入眼睛的光線量，會透過「虹膜」改變瞳孔的大小來調節，角膜和水晶體則具有透鏡的功能（下圖）。

睫狀體是環繞在水晶體周圍的肌肉，會依據物體的距離來調節水晶體的厚度。物體的光線經過一連串的調節，最終成像於視網膜上，再透過視神經將訊號傳入大腦。

老花眼和白內障的成因
是負責焦距調節的水晶體

我們平時無論看遠還是看近都能正確對焦，靠的就是水晶體。水晶體一旦增厚，光線的屈折力變強，近處物體發出的光線剛好聚焦在視網膜上，便可清晰看見物體。

但隨著年紀漸增，水晶體也有所變化。水晶體難以增厚，看近物時視線不易對焦的狀態就是老花眼，水晶體出現混濁的狀態即白內障。

望向遠處的蘋果及閱讀手上的書本時

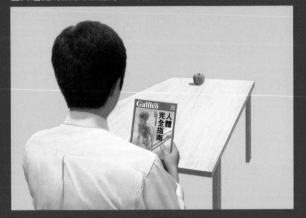

遠處的蘋果反射的光線

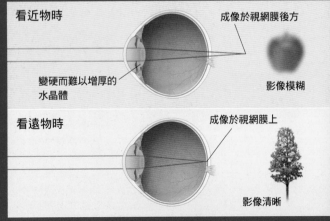

看近物時　　　　　　　成像於視網膜後方

變硬而難以增厚的水晶體　　　影像模糊

看遠物時　　　　　　　成像於視網膜上

影像清晰

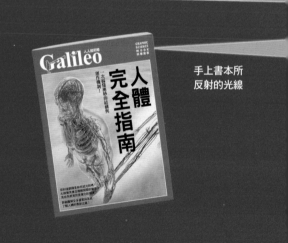

手上書本所反射的光線

老花眼是水晶體異常而引起

「眼睛無法對焦或難以對焦」的老花眼，主要的原因在於水晶體。上方插圖為老花眼形成機制的示意圖，且插圖中描繪的是正常視力者的情況，老花眼並不等於遠視。

水晶體的調節性能 從40歲開始逐漸下降

水晶體的調節性能，在年過40歲後會慢慢地變差。邁入50歲後，則幾乎所有的人都有看近物不易對焦的「老花眼」症狀。

看近物時必須靠睫狀體收縮，使水晶體厚度增加，但水晶體會隨著年齡而失去彈性。

此外，睫狀體的肌肉細胞數量越來越少，也是讓老花眼加速惡化的原因。

失去彈性的水晶體，即便睫狀體收縮也無法恢復到原來的厚度，所以開始出現看近物模糊的情況。通常此時才會注意到自己得了老花眼。但不只是看近物變得吃力，其實看遠物時，眼睛也已經無法好好對焦。

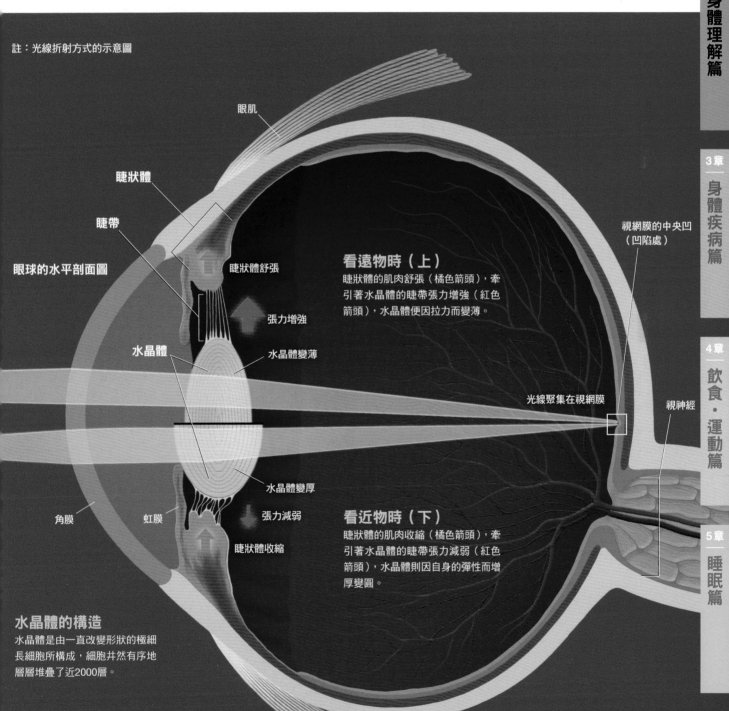

註：光線折射方式的示意圖

眼肌

睫狀體

睫帶

眼球的水平剖面圖

睫狀體舒張

張力增強

水晶體

水晶體變薄

看遠物時（上）
睫狀體的肌肉舒張（橘色箭頭），牽引著水晶體的睫帶張力增強（紅色箭頭），水晶體便因拉力而變薄。

視網膜的中央凹（凹陷處）

光線聚集在視網膜

視神經

角膜

虹膜

水晶體變厚

張力減弱

睫狀體收縮

看近物時（下）
睫狀體的肌肉收縮（橘色箭頭），牽引著水晶體的睫帶張力減弱（紅色箭頭），水晶體則因自身的彈性而增厚變圓。

水晶體的構造
水晶體是由一直改變形狀的極細長細胞所構成，細胞井然有序地層層堆疊了近2000層。

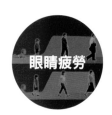

睡前滑手機
要特別當心

很多人在睡前會習慣滑一下手機查看訊息，或看點漫畫。不過，這也經常是造成眼睛疲勞的原因。

在昏暗環境下看手機
可能會讓老花眼提早發生

從亮處突然進到暗處時，會暫時看不見任何東西，但習慣後就能逐漸看見在暗處的物體。而從暗處進入亮處時，起初會因過於刺眼而看不到，但適應後就能看得很清楚。這種現象稱為明暗適應。感知光線的細胞叫做視覺細胞，位於視網膜的深層。視覺細胞又分成兩種，分別是：感知光線的外節（outer segment）呈圓錐狀的「視錐細胞」（cone cell）及外節呈桿狀的「視桿細胞」（rod cell）。

「視錐細胞負責分辨顏色，若光線不足會較難以發揮作用。而視桿細胞只能感受到黑白顏色，對光線較為敏感，在光線較弱下也能起作用。因此在暗處的視覺，只能交給視桿細胞負責，若要閱讀文字就必須拉進眼睛與書本或手機的距離才能看得清楚」（坂井博士）。

如此一來會造成睫狀體疲勞，難以順利收縮和舒張，進而無法調節水晶體的厚度，恐怕會讓老花眼提早發生。所以在昏暗的環境下，最好還是盡量避免瀏覽字體過小的文字內容。

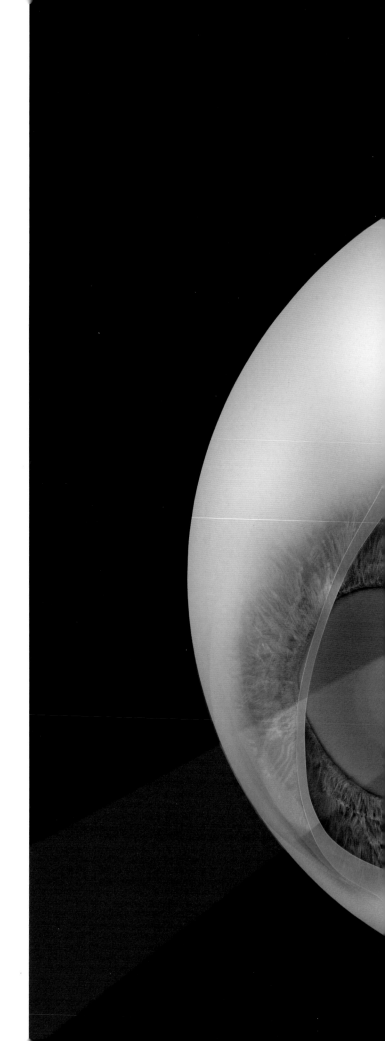

視網膜中央的解析度最高

下方為右眼視覺細胞分布區域的簡略圖。視野的中心位於視網膜的凹陷處，一個叫做中央凹的區域。中央凹和其周圍的視網膜，就是含有黃色色素的黃斑部。黃斑部滿布著能分辨顏色的「視錐細胞」，因此解析度最高。

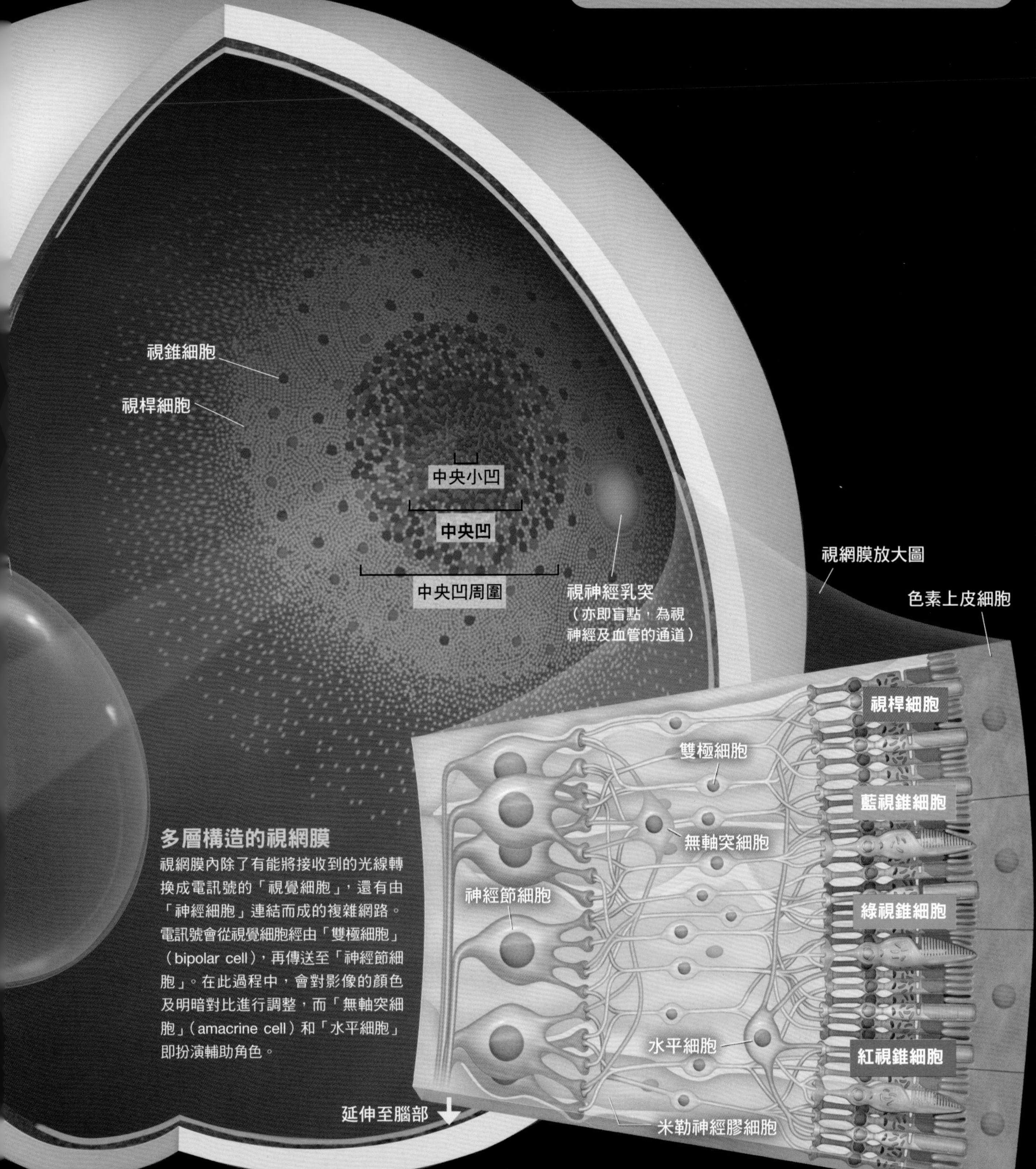

視錐細胞

視桿細胞

中央小凹

中央凹

中央凹周圍

視神經乳突
（亦即盲點，為視神經及血管的通道）

視網膜放大圖

色素上皮細胞

多層構造的視網膜

視網膜內除了有能將接收到的光線轉換成電訊號的「視覺細胞」，還有由「神經細胞」連結而成的複雜網路。電訊號會從視覺細胞經由「雙極細胞」（bipolar cell），再傳送至「神經節細胞」。在此過程中，會對影像的顏色及明暗對比進行調整，而「無軸突細胞」（amacrine cell）和「水平細胞」即扮演輔助角色。

視桿細胞

雙極細胞

藍視錐細胞

無軸突細胞

神經節細胞

綠視錐細胞

水平細胞

紅視錐細胞

延伸至腦部

米勒神經膠細胞

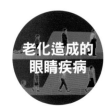

視網膜出現異常的眼睛疾病

眼前感覺有飄浮物的症狀稱為「飛蚊症」（eye-floaters），可分為輕症和重症。

輕微的飛蚊症，通常是「玻璃樣液」（37頁）出現異常所致。玻璃樣液是由蛋白質交織成的網狀組織，成分主要是水且無色透明。隨著年紀增加，玻璃樣液逐漸流失水分而變得不透明，最後與視網膜分離。剝離下來的部分，懸浮在視網膜附近形成陰影，看起來就像蚊蟲般的黑點或黑影。

嚴重的飛蚊症，則是由於視網膜出血、脈絡膜（37頁）等部位出現發炎反應，從血管滲出的白血球等物質跑進玻璃樣液使其變得混濁。這種嚴重的飛蚊症會急速惡化，所以絕對不可輕忽。

難道是因為年齡增長老舊廢物堆積在眼睛的緣故嗎？

老年性黃斑部病變（age-related macular degeneration）是指負責視力和色彩辨識，位於視網膜中央的「黃斑部」，因上了年紀而出現異常變化的症狀。老年性黃斑部病變又分成溼性和乾性兩種，台灣人罹患乾性的比例較高。溼性是視網膜內側的色素上皮細胞因血管異常增生，出血後導致視網膜剝離；乾性則是因色素上皮細胞凋亡所引起。

糖尿病視網膜病變（diabetic retinopathy）與青光眼（glaucoma），並列為日本人主要的失明原因。若血糖值過高，視網膜內的微血管會變得脆弱，比較容易受損出血，出血後的「纖維膜」便是導致視網膜剝離的原因。基本上，治療糖尿病與治療糖尿病視網膜病變是息息相關的。

青光眼是視神經遭到壓迫，導致訊號無法從視網膜傳遞到腦部的症狀。一般認為是眼壓過高所致，但就算眼壓正常仍會罹患青光眼，因此致病的原因目前依舊未明。

中高齡者需特別注意的眼疾

糖尿病視網膜病變

出血

從血管滲出的蛋白質和脂肪

老年性黃斑部病變

已經剝離的黃斑部

青光眼

視神經受到壓迫

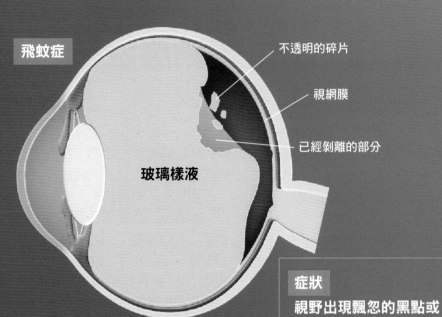

飛蚊症

不透明的碎片

視網膜

已經剝離的部分

玻璃樣液

後部玻璃樣液剝離的示意圖

症狀
視野模糊，有黑影，視力急速衰退等（初期並無明顯的自覺症狀）

異常部位
視網膜、玻璃樣液（出血）

原因
因血糖值過高使視網膜微血管的負荷增加，容易引起出血

症狀
視野出現飄忽的黑點或線條，視野模糊

異常部位
玻璃樣液
（由於失去水分而從視網膜逐漸剝離）

原因
高度近視、老化

症狀
中心視野變暗，影像扭曲變形

異常部位
視網膜的中央
（若因出血導致視網膜剝離，會喪失感知光線的能力）

原因
尚未完全闡明（與視網膜底部老舊廢物堆積等因素有關）

白內障

水晶體混濁

在手術方法尚未確立前，白內障是失明的主要原因之一

症狀
視野缺損（病程緩慢且無明顯自覺症狀）

異常部位
視神經
（視神經受到壓迫，無法傳遞電訊號）

原因
尚未完全闡明

症狀
視野模糊不清、若隱若現，視力衰退

異常部位
水晶體
（由於呈混濁狀態，所以光線無法完全透過）

原因
紫外線等

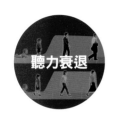

原因出在毛細胞數量下降和感覺毛減少

聲音是由空氣振動產生的聲波。耳廓（耳朵的入口）會將收集到的聲波，經由外耳道傳到鼓膜，再傳入三塊「聽小骨」（下圖）。

聽小骨可增加20倍以上的鼓膜振動，若沒有聽小骨的話，聲音能量就不足以傳遞至內耳。聽小骨有個重要的功能，能夠將空氣振動形成的聲波，轉換成液體（淋巴液）的振動。

增幅後的聲波傳送到深處「耳蝸」內的液體（淋巴液），使其振動，並由「毛細胞」（hair cell）負責感知耳蝸內壁的壓力變化。毛細胞上有被稱為「感覺毛」（sensory hair）的毛束，會隨著振動而擺動。感覺毛擺動時可促進神經傳導物質釋放出來，而神經傳導物質便會刺激聽覺神經，將電訊號傳入腦部，即形成聽覺。

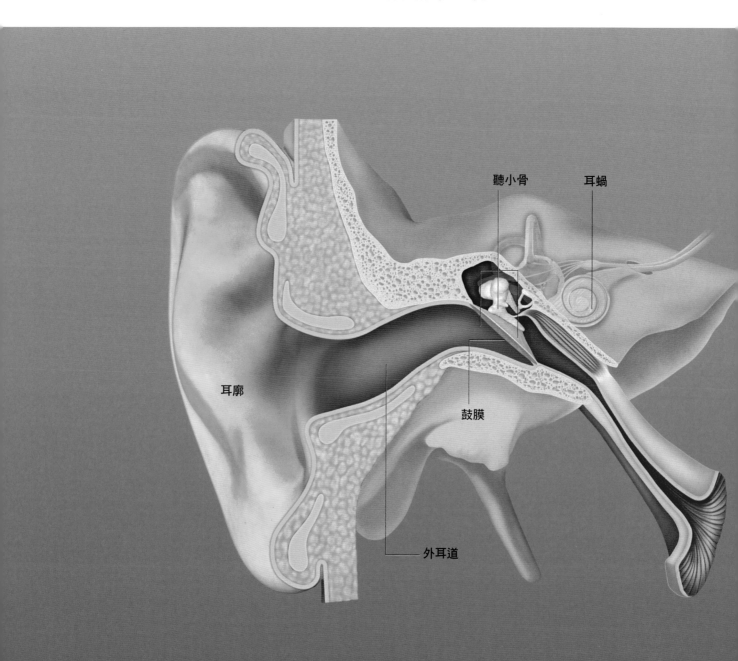

聽小骨　　耳蝸

耳廓

鼓膜

外耳道

越高頻的聲音與對話越難聽清楚

因年齡增長而造成的聽力下降，就是所謂的「老年性重聽」。雖然聽得到低頻聲音和日常生活中的聲音，但高頻的聲音卻聽不清楚。

主要原因是毛細胞的數量和感覺毛減少所致，加上構成鼓膜、連接骨骼的膠原蛋白在上了年紀後逐漸變硬，因此聲音的增幅功能也跟著衰退。不過老年性重聽的個人差異極大，而且最近也發現肥胖會對聽力下降有一定的影響。有研究[1]指出併發糖尿病等疾病的肥胖者，罹患重聽的風險比正常人多了1.48倍。

因此，生活習慣病的預防也有助於維持聽力。

參考文獻：※1
Huanhuan Hu,et al,Obesity and risk of hearing loss: A prospective cohort study,Clin Nutr. 2020 Mar;39(3):870-875.

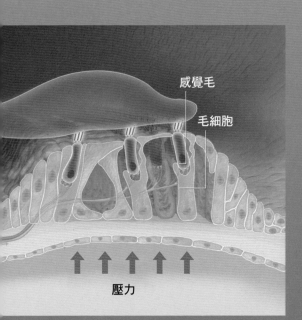

感覺毛
毛細胞
壓力

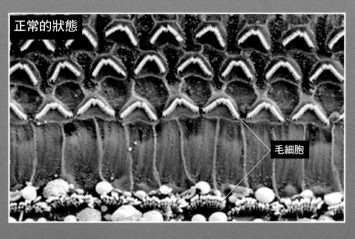

正常的狀態
毛細胞

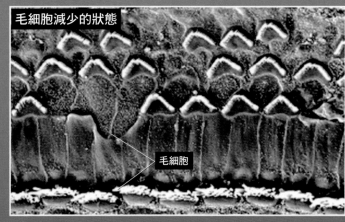

毛細胞減少的狀態
毛細胞

⚠ **聽力老化是如何發生的？**

隨著年齡增長而聽力逐漸下降的「老年性重聽」，是由於感知聲音的「毛細胞」數量和「感覺毛」減少等原因所致。

右邊的圖像是以老鼠重現出毛細胞減少的模樣。上方為正常的狀態，毛細胞呈等間隔排列；下方的感覺毛和毛細胞則呈減少的狀態。

圖像出處：
Sarah L. S., et al., PLoS Genet. 4(10): e1000238. doi:10.1371/journal.pgen.1000238

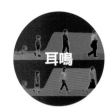
總是聽到
不存在的聲音

壓力也是耳鳴的原因之

有的人在壓力過大或焦慮不安時，就會出現耳鳴。為了減輕耳鳴的症狀，擁有充足睡眠、維持規律的生活或許也是解決的方法。但如果症狀較嚴重，請向家庭醫生諮詢。

罹患老年性重聽的人大多都有「耳鳴」的症狀，耳鳴是指聽到不存在於外界環境的聲音。

「我也有過實際的經驗，例如嚴冬中待在安靜的客廳，側耳仔細聽時好像聽到鈴蟲發出的聲音，但鈴蟲並不會在冬天出沒。這種耳鳴是一種老化現象，確切的原因目前仍不明」（坂井博士）。

耳鳴並不用
太過在意

直接的原因雖然不清楚，但近年的研究已提出一個假說，推測可能是感知腦中聲音的訊號出了問題。舉例來說，當腦中在感知聽不太清楚的聲音時，為了補足不足的聲音會過度反應，增加電訊號的幅度。可是一旦轉換為電訊號的功能衰退，就容易造成耳鳴的狀況。

「每個人都可能出現短暫的耳鳴，而且耳鳴並不會影響到日常的生活」（坂井博士）。

若過度在意耳鳴反而可能使病況惡化，視為正常的老化現象即可。

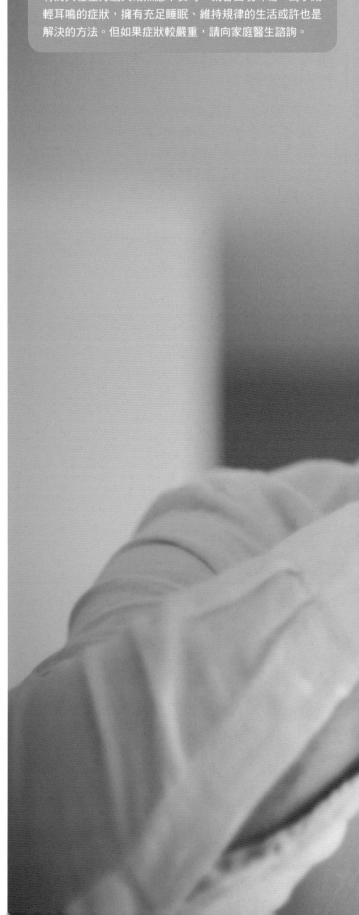

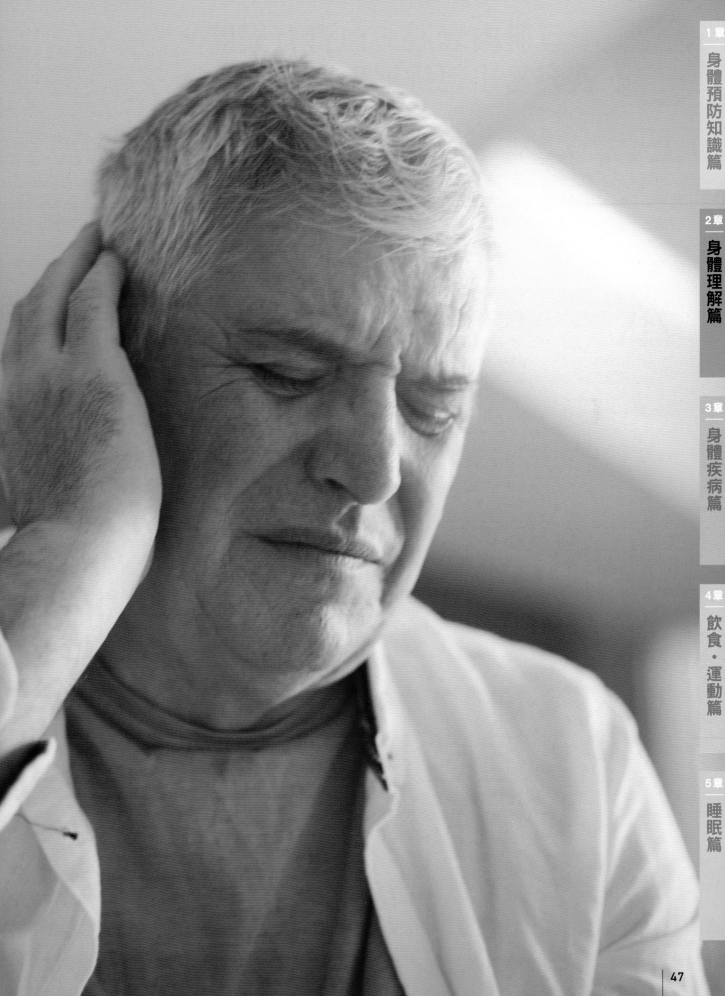

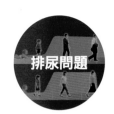

一旦肌肉衰退、血管有異狀，就容易出現排尿問題

上了年紀後，就會有頻尿、餘尿感、尿失禁之類的排尿問題。日本順天堂大學研究所醫學研究科泌尿外科學的堀江重郎博士，對於中高齡者排尿問題的說明如下：「較早的話約在男性40歲、女性50歲左右，就會開始因這些泌尿道症狀而困擾，而尿量隨著年齡增長變少，是因為膀胱肌肉衰退的關係。」

猶如橡膠氣球般的膀胱，是一個由肌肉組成的囊狀器官。血液和肌肉之間有非常密切的關連性，若膀胱的血液減少，肌肉也會跟著變硬。當伸縮性降低，儲

 夜間頻尿是動脈硬化的開端

夜間起床排尿1次以上的症狀就稱為「夜間頻尿」。除了「糖尿病」會造成夜間頻尿外，舌頭或軟顎壓迫氣管而引發的「睡眠呼吸中止症」、因攝護腺肥大刺激交感神經的「攝護腺肥大症」、上了年紀後變得淺眠，這些都是夜間頻尿的原因。「男性在40～44歲、女性在停經後的55歲以後，若出現夜間頻尿都有可能是動脈硬化的徵兆」（堀江博士）。

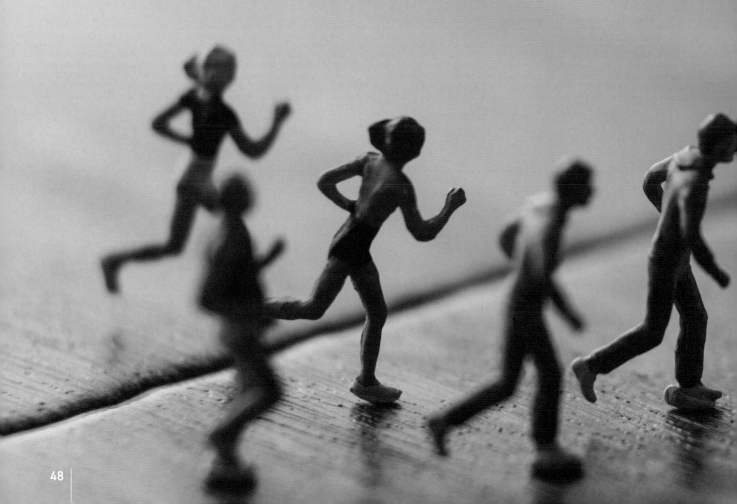

存的尿液量就會減少，因而造成頻尿、餘尿感、尿失禁的現象。「但男性的頻尿、餘尿感、尿失禁等症狀，有時是因為攝護腺肥大所引起的」（堀江博士）。

夜間頻尿是多種疾病的前兆

排尿問題是呈現體內血液和肌肉狀態的參考指標之一，但是有沒有方法能夠判斷自己的排尿狀態呢？

「一般來說，正常的排尿次數是一天5～7次。若一天排尿8次以上就算是『頻尿』，在夜間睡眠過程中只要起床排尿1次以上即符合『夜間頻尿』的定義，而夜間頻尿與多種疾病的初期症狀都有關」（堀江博士）。40～50歲後約半數的人夜間會起床排尿1次，年過60歲以後則近8成的人都會起床排尿。「夜間頻尿可能是糖尿病、攝護腺肥大等原因所造成的，但嚴重的話說不定是動脈硬化的初期症狀」（堀江博士）。如果夜間頻尿的症狀已經很明顯，最好尋求家庭醫師的診斷和建議。

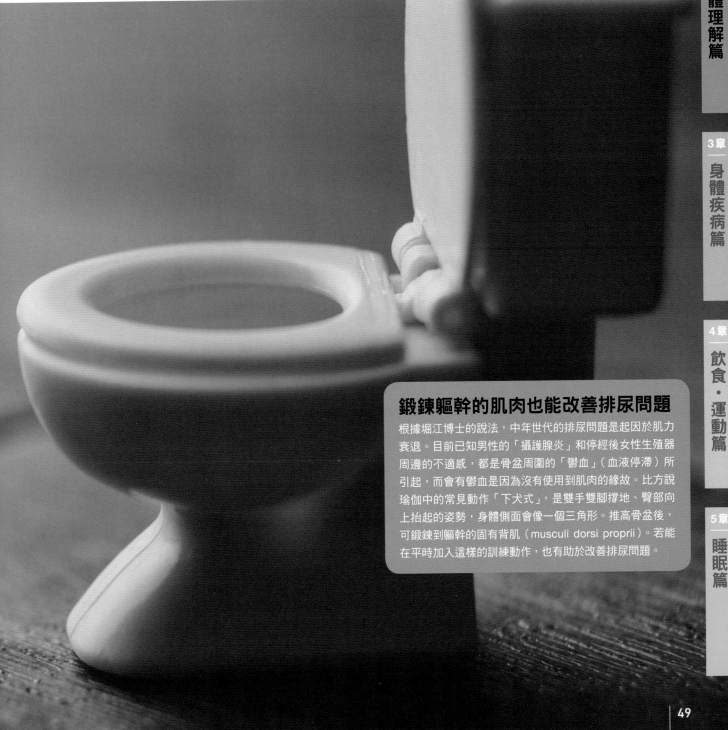

鍛鍊軀幹的肌肉也能改善排尿問題

根據堀江博士的說法，中年世代的排尿問題是起因於肌力衰退。目前已知男性的「攝護腺炎」和停經後女性生殖器周邊的不適感，都是骨盆周圍的「鬱血」（血液停滯）所引起，而會有鬱血是因為沒有使用到肌肉的緣故。比方說瑜伽中的常見動作「下犬式」，是雙手雙腳撐地、臀部向上抬起的姿勢，身體側面會像一個三角形。推高骨盆後，可鍛鍊到軀幹的固有背肌（musculi dorsi proprii）。若能在平時加入這樣的訓練動作，也有助於改善排尿問題。

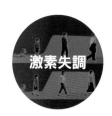

邁入中高齡的人
都會遇到的激素失調

男性和女性都會經歷激素出現失調的更年期。女性的更年期來臨時會有多種原因不明的不適症狀,例如憂鬱等心理上的症狀及潮熱、多汗等身體上的症狀。

不過女性在停經後,還可透過體內主要的雄性激素 —— 睪固酮(testosterone)的分泌,增進與社會的協調性,甚至過得更加健康有活力。而男性的更年期,則不會像女性停經般有劇烈的激素變化。「睪固酮的分泌會隨著年紀的增加而逐漸下降,然而問題在於男性與女性不同,即便睪

男女一生中的性激素量變化

以下是男性與女性的一生中,體內性激素量變化的比較圖。男性激素和女性激素,同樣都在青春期時開始增加。但過了50歲後,男性激素緩慢減少,女性激素的減少幅度則相當明顯。女性激素中的雌激素,是50歲左右的女性骨質密度降低的重要原因。

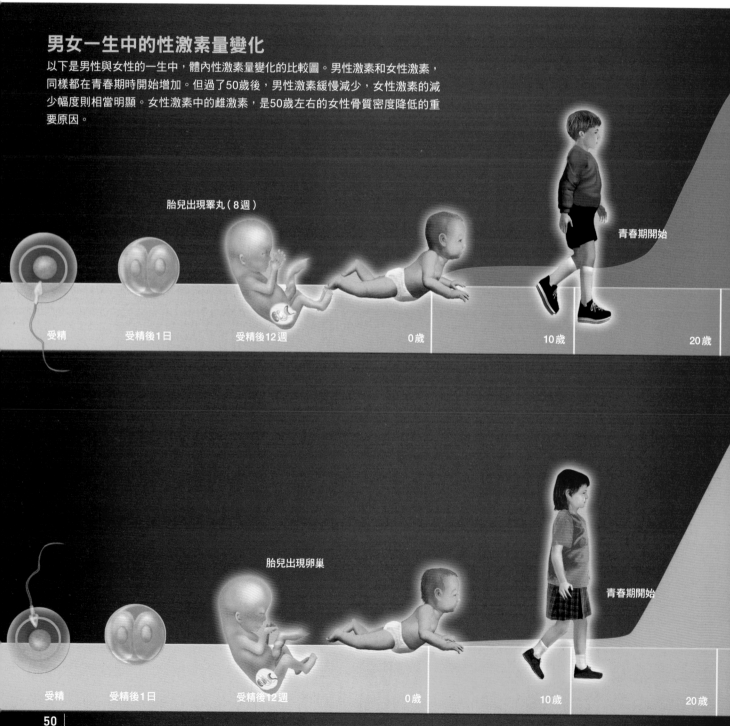

胎兒出現睪丸(8週)

青春期開始

受精　　受精後1日　　受精後12週　　　　0歲　　　　10歲　　　　20歲

胎兒出現卵巢

青春期開始

受精　　受精後1日　　受精後12週　　　　0歲　　　　10歲　　　　20歲

固酮分泌量減少也無法分泌出代表性的雌性激素 — 雌激素（estrogen），這也正是男性更年期容易長期化的原因」（堀江博士）。

特別留意非運動不足所造成的肥胖

睪固酮是一種會影響肌肉量的激素。堀江博士認為過了40歲後，若肥胖的原因不是吃太多或缺乏運動，就得懷疑可能是睪固酮的分泌減少所致。「在工作中無法獲得成就感，也是睪固酮分泌能力減弱的原因，經實際調查，工作表現出色的男性，沒有人的睪固酮數值是偏低的」（堀江博士）。

睪固酮數值偏低的人，也比較容易罹患癌症或生活習慣病。那麼步入中高齡後，睪固酮分泌不足的人該怎麼辦才好呢？

「雖然可以採取激素補充治療法（hormone replacement therapy），但並不能解決根本的問題。從事有意義、能得到成就感的工作或投入在興趣嗜好中，持續做能強化肌肉的運動都是非常重要的一環」（堀江博士）。

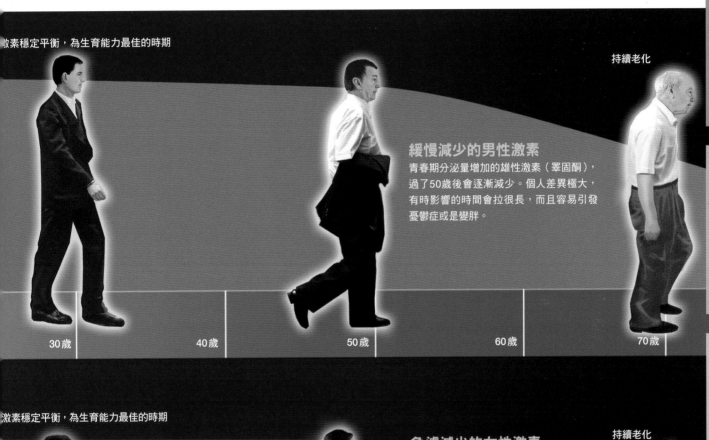

激素穩定平衡，為生育能力最佳的時期

持續老化

緩慢減少的男性激素
青春期分泌量增加的雄性激素（睪固酮），過了50歲後會逐漸減少。個人差異極大，有時影響的時間會拉很長，而且容易引發憂鬱症或是變胖。

30歲　　40歲　　50歲　　60歲　　70歲

激素穩定平衡，為生育能力最佳的時期

持續老化

急遽減少的女性激素
與男性激素一樣，女性激素也是在青春期時分泌量增加。但隨著停經期到來，激素量的減少幅度會比男性來得劇烈。女性激素中的雌激素急遽減少，正是高齡女性容易引發骨質疏鬆症等疾病的原因。但在停經後仍可透過雄性激素的分泌，增進與社會的協調性，甚至越發健康有活力。

30歲　　40歲　　50歲　　60歲　　70歲

運動員上了年紀
還能維持健康嗎？

奧運選手等運動員的平均壽命，通常會比一般人來得長。年輕時就有運動習慣的運動員，年紀大了還能夠維持肌力且保持健康的狀態嗎？

導致需要照護的
肌少症

關於防止老年期的生活品質（quality of life，QOL）、身體機能衰退下降的對策，近來最受矚目的就是預防肌少症。

肌少症指的是受到年紀或疾病的影響，導致肌肉量減少、肌力下降的狀態。若罹患肌少症，不僅會增加跌倒或骨折的

⊙ 持續運動到50歲的選手肌少症的盛行率較低

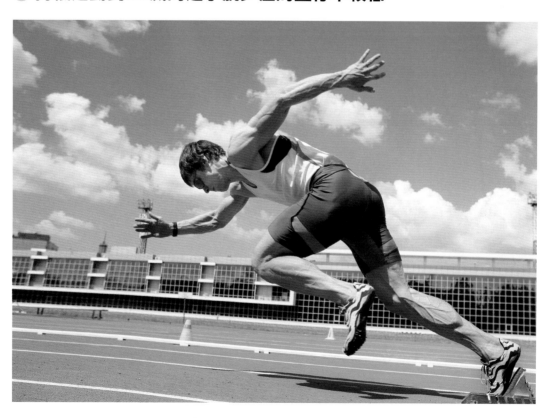

▶ 以1964年東京奧運選手為對象的調查

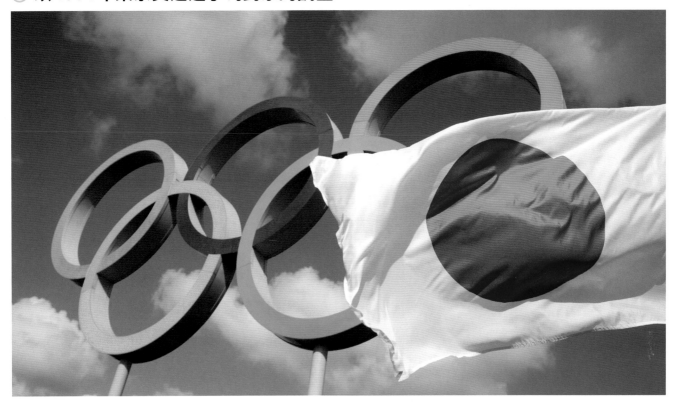

風險，也提高了陷入需要照護狀態的可能性。

只要從年輕時養成運動習慣，藉此提高骨骼肌質量、肌力、身體機能，就能早期預防肌少症。

前奧運選手比較不易罹患肌少症

有無運動習慣和肌少症的盛行率（prevalence）有密切的關係。日本曾針對參加1964年東京奧運的選手們，進行了一項維持至今的健康狀態調查。

根據前奧運選手與一般人的比較研究，一般男性的肌少症盛行率為8.9%、女性為7.8%，前奧運選手的盛行率則明顯偏低，男性為4.1%、女性為4.0%。前奧運選手的骨骼肌質量較多，握力也較強。

這個傾向在高強度運動競技項目的選手，或是從競技生活引退後仍持續運動至50歲的選手更是明顯。

也就是說，只要有中強度以上的運動（例如1分鐘內走120步以上）習慣，就能維持年輕時蓄積的肌肉量和肌力，讓肌少症的盛行率下降。

過度運動反而會有負面影響

但並非運動強度越高就越好。從步行速度、單腳站立所測量的身體機能來看，跟前奧運選手比起來，是一般人較為優秀。尤其是接觸性運動（選手間的身體接觸較多的競技）選手、到50歲前都有運動習慣的人最為明顯，因此自覺有慢性肌肉骨骼疼痛的人也較多。

老年期的肌肉骨骼疼痛會增加日常生活活動能力衰退，或是罹患衰弱症（處於健康與需照護的中間狀態）、憂鬱症的風險。

從年輕就培養運動習慣固然重要，但同時也必須預防受傷或運動功能障礙。避免會傷及肌肉骨骼的高強度運動，選擇中強度運動並持之以恆才能對健康帶來正面影響。 🪐

（撰文：能登大嗣）

參考文獻：Tomoki Tanaka, Takashi Kawahara, et al., A comparison of sarcopenia prevalence between former Tokyo 1964 Olympic athletes and general community-dwelling older adults.Journal of Cachexia, Sarcopenia and Muscle (2021).

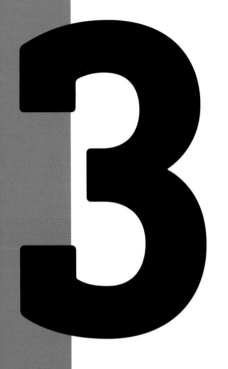

3

40歲後的身體疾病篇

在上一章中陳述了骨骼、肌肉等運動器官和眼睛、耳朵等感覺器官隨著老化會出現哪些變化及衍生出哪些疾病。本章則著重在中年世代身體內部的不適，以及為了加深對疾病的認識，不僅針對疾病本身，連同器官的結構也會一併介紹。

協助　（第 58 ～ 75，80 ～ 81，88 ～ 91 頁）坂井建雄
　　　　（第 76 ～ 79 頁）堀江重郎
　　　　（第 82 ～ 87 頁）仲野和彥

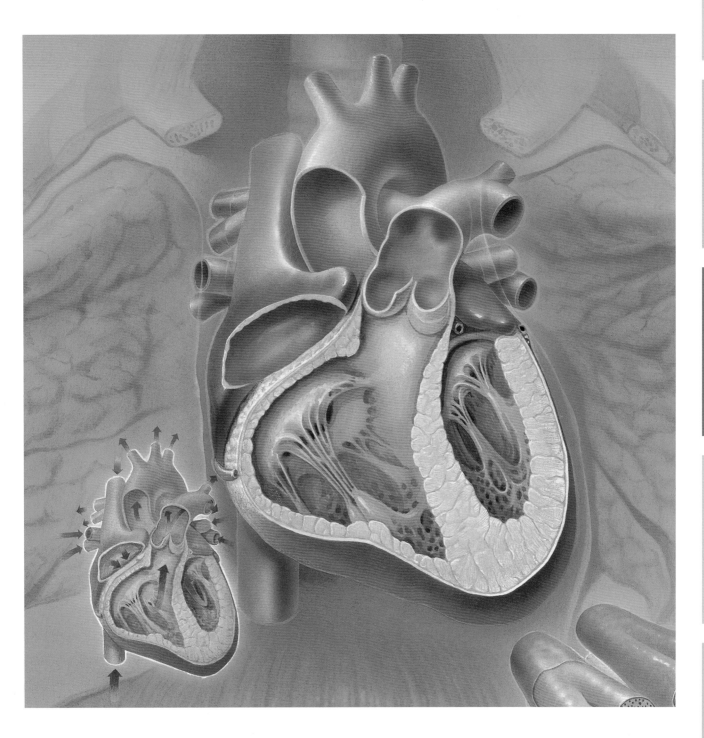

1章　身體預防知識篇

2章　身體理解篇

3章　身體疾病篇

4章　飲食・運動篇

5章　睡眠篇

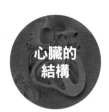

將血液送往全身
重約200～300公克的肌肉囊袋

心臟是一個200～300公克重的肌肉囊袋，全年無休地運作跳動，將血液輸送到全身的血管。從心臟輸出的血液量一天約有7000公升。

一旦有大量的血液回流，心臟就會自動增加輸出的血液量，這是因為心肌細胞被拉伸後，心肌的收縮力也會相對地增強。

而負責調節心跳數、心肌收縮力的是「交感神經」（sympathetic nerve）和「副交感神經」（parasympathetic nerve）。當交感神經活躍時，能引發心跳變快；副交感神經活躍時，則能使心跳變慢。透過自律神經系統的協調運作，即可調控心跳數和心肌收縮力。

內分泌系統的激素與血管調節的作用

除了自律神經系統外，內分泌系統的激素也會影響心跳。例如正腎上腺素（norepinephrine）之類的激素，能夠調節心跳數和1次的血液輸出量。

血流也會透過遍布全身的血管來進行調節。從大動脈分支至各器官的動脈一旦收縮，血流就會減少，舒張的話血流則變多。

因此當血管收縮時，心臟會讓血壓上升來因應。比方說隨著年紀增長，動脈逐漸變硬的話，流遍全身的血流增加，就會引起血壓升高。這也是老年人常患有高血壓的原因之一。

不光是動脈，靜脈系統也會調節回流至心臟的血液量。而且這個調節，與自律神經和激素也有關聯。

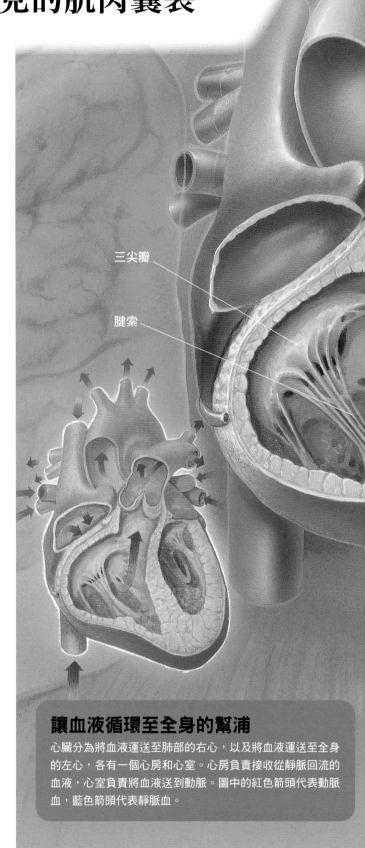

三尖瓣

腱索

讓血液循環至全身的幫浦

心臟分為將血液運送至肺部的右心，以及將血液運送至全身的左心，各有一個心房和心室。心房負責接收從靜脈回流的血液，心室負責將血液送到動脈。圖中的紅色箭頭代表動脈血，藍色箭頭代表靜脈血。

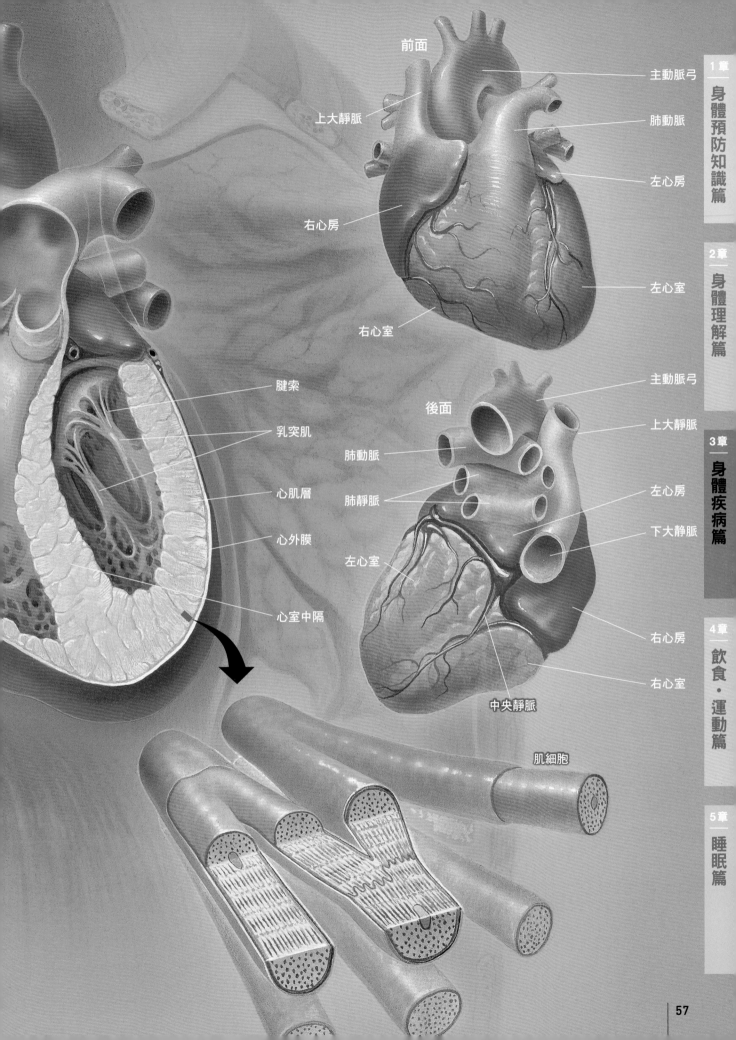

前面

主動脈弓

上大靜脈

肺動脈

左心房

右心房

左心室

右心室

腱索

乳突肌

後面

主動脈弓

上大靜脈

肺動脈

肺靜脈

左心房

下大靜脈

心肌層

心外膜

左心室

心室中隔

右心房

右心室

中央靜脈

肌細胞

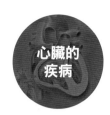

環繞心房和心室的血管
阻塞所造成的疾病

冠 狀動脈（coronary artery）是負責供應血液至心臟肌肉的動脈血管，分為左右兩條。冠狀動脈的名稱，源自於古希臘選手頭上戴的月桂冠。環繞在心房與心室間的冠狀動脈，就猶如用月桂枝葉編織而成的環狀頭冠。

因冠狀動脈供應心臟的血液不足而引起的疾病，我們稱為缺血性心臟病（ischaemic heart disease）。缺血性心臟病又稱心絞痛（angina pectoris）或急性心肌梗塞，但由於這兩種疾病並無明確的區別，因此現在都採用缺血性心臟病這個名稱。

血栓阻塞冠狀動脈的心肌梗塞

心絞痛會慢慢引發「動脈硬化」，使得冠狀動脈越來越狹

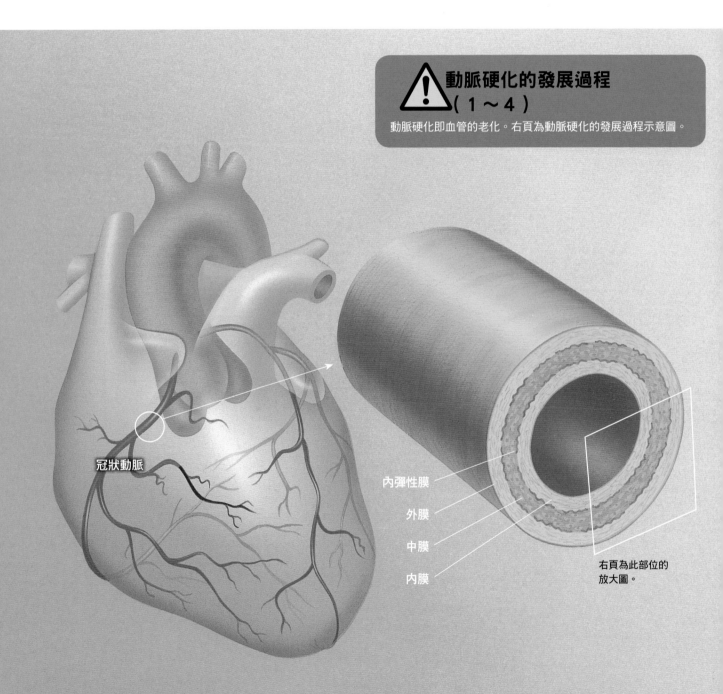

動脈硬化的發展過程（1～4）

動脈硬化即血管的老化。右頁為動脈硬化的發展過程示意圖。

冠狀動脈

內彈性膜

外膜

中膜

內膜

右頁為此部位的放大圖。

窄、血液流量受限，造成心肌的血液供給暫時跟不上需求。

心絞痛發作時，只要立即停止活動、安靜休息一會兒，最終大多都能恢復。

然而，如果是之前完全沒有症狀的人突然發生「不穩定型心絞痛」（unstable angina pectoris），則之後演變成心肌梗塞的病例並不少見。不穩定型心絞痛是冠狀動脈的血管內突然有血栓形成，因冠狀動脈急速變窄

而導致發作。若冠狀動脈被血栓完全阻塞，就會引起心肌梗塞。

不穩定型心絞痛、急性心肌梗塞和心因性猝死（sudden cardiac death），都屬於一系列的疾病。「突發性血栓」是由堆積在冠狀動脈的內膜內，以LDL（低密度脂蛋白）為主的脂質硬塊斑（粥狀硬化）突然破裂所致。脂肪從粥狀硬化之被膜上的龜裂處回流到血管內，引發血小板聚集在這些脂肪異物的周圍，

快速形成巨大的血栓，造成冠狀動脈阻塞不通。於是，便導致動脈血的供給中斷，心肌也因為缺血而壞死。

急性心肌梗塞的發病者，有半數的人會在2～3天前出現胸悶、胸痛等心絞痛（不穩定型心絞痛）的症狀，而另外一半的人則是突然發作。若疼痛持續10分鐘以上，就可能是急性心肌梗塞，必須馬上呼叫救護車。

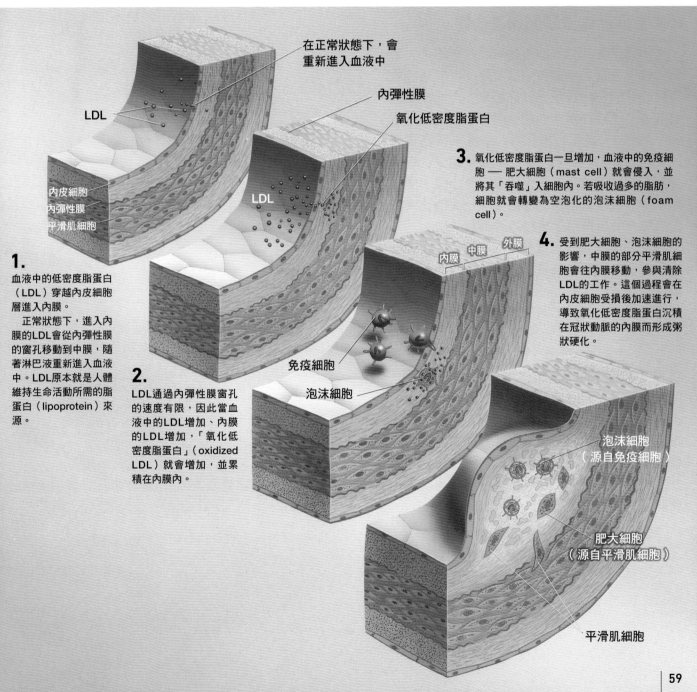

在正常狀態下，會重新進入血液中

內彈性膜

氧化低密度脂蛋白

LDL

內皮細胞
內彈性膜
平滑肌細胞

LDL

3. 氧化低密度脂蛋白一旦增加，血液中的免疫細胞——肥大細胞（mast cell）就會侵入，並將其「吞噬」入細胞內。若吸收過多的脂肪，細胞就會轉變為空泡化的泡沫細胞（foam cell）。

內膜　中膜　外膜

4. 受到肥大細胞、泡沫細胞的影響，中膜的部分平滑肌細胞會往內膜移動，參與清除LDL的工作。這個過程會在內皮細胞受損後加速進行，導致氧化低密度脂蛋白沉積在冠狀動脈的內膜而形成粥狀硬化。

1.
血液中的低密度脂蛋白（LDL）穿越內皮細胞層進入內膜。

正常狀態下，進入內膜的LDL會從內彈性膜的窗孔移動到中膜，隨著淋巴液重新進入血液中。LDL原本就是人體維持生命活動所需的脂蛋白（lipoprotein）來源。

2.
LDL通過內彈性膜窗孔的速度有限，因此當血液中的LDL增加、內膜的LDL增加，「氧化低密度脂蛋白」（oxidized LDL）就會增加，並累積在內膜內。

免疫細胞

泡沫細胞

泡沫細胞
（源自免疫細胞）

肥大細胞
（源自平滑肌細胞）

平滑肌細胞

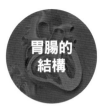

為食物的消化吸收做好準備

胃 是個向左側懸垂的器官，上端的賁門與食道相連，下端的幽門與十二指腸相連。右側較短的凹緣稱為「胃小彎」，左側較長的凸緣稱為「胃大彎」，賁門左側與橫膈膜下方稍微鼓起的部分稱為胃底。另外，胃實際上的形狀會因人而異，也會隨其內容物的多少而改變。

隨著年齡增長食物逐漸無法順利送進小腸

我們通常會在有限的用餐時間內，吃下大量的食物，分量足夠維持生活所需。胃的功能就是將吃進的食物暫時先儲存起來，再慢慢地送進腸道。連接在胃後面的小腸（十二指腸、空腸、迴腸），是執行消化吸收的最主要器官。即使沒有胃，只要將一次的進食量減少，也不會影響到營養的吸收，但如果沒有小腸，便不能正常吸收營養。由於小腸無法一次消化大量的食物，所以胃就是食物的儲藏室。

為了防止食物在儲存期間內腐爛，因此會透過蛋白質分解酵素的胃蛋白酶（pepsin）和胃酸進行消毒殺菌。

胃液具有強酸性，幾乎沒有細菌能在胃中存活。可是「幽門螺旋桿菌」（Helicobacter pylori）卻能入侵胃壁並生存下來，而且還是胃潰瘍等疾病的致病原因。

另一方面，隨著年紀增加、胃酸分泌減少，不僅造成免疫力的下降，胃的彈性變差，無法再儲存更多的食物。再加上蠕動的能力跟著變慢，將食物往下推送到小腸的力道也減弱，因此造成食物長時間囤積在胃裡。老年人常覺得胃脹脹的就是這個原因。

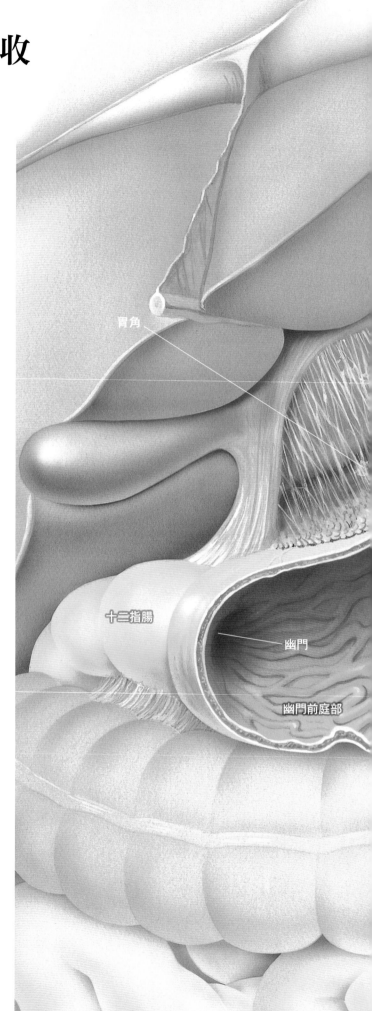

胃角

十二指腸

幽門

幽門前庭部

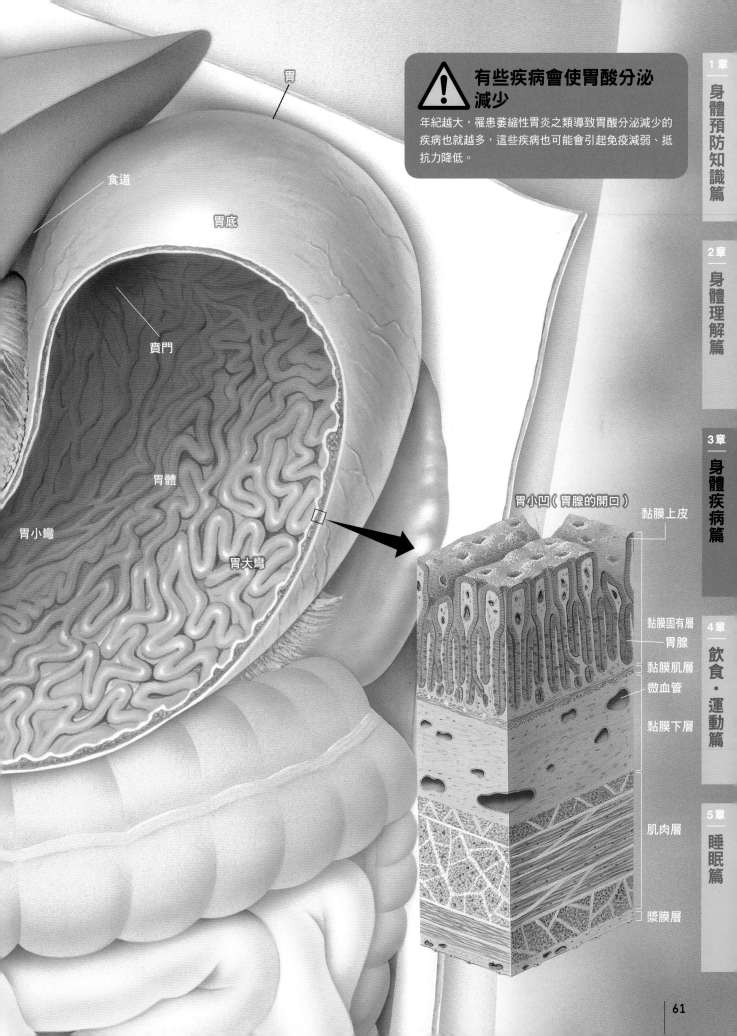

胃

食道

胃底

賁門

胃體

胃小彎

胃大彎

⚠️ **有些疾病會使胃酸分泌減少**

年紀越大，罹患萎縮性胃炎之類導致胃酸分泌減少的疾病也就越多，這些疾病也可能會引起免疫減弱、抵抗力降低。

胃小凹（胃腺的開口）

黏膜上皮

黏膜固有層
胃腺

黏膜肌層
微血管

黏膜下層

肌肉層

漿膜層

61

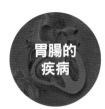

中高齡要留意消化系統的癌症

消化系統即用來進食、消化吸收、排泄的一組器官。在所有消化系統疾病中，中高齡最應該要留心的就是癌症。

因消化系統癌症而死亡的比率以40歲以上的男性居多

若從年齡級距來看癌症死亡的各器官別統計（參考文獻：日本2019年「癌症的統計」），不論男性女性在39歲以下的級距，消化系統癌症和肺癌的發生率都偏低，但因白血病死亡的人數則占多數。

據此，男性在40歲以上，胃、大腸、肝臟等消化系統的癌症占了所有癌症比率的5～6成；70歲以上則是罹患肺癌、攝護腺癌的比率逐漸攀升。

女性在40多歲時，因乳癌、子宮癌、卵巢癌死亡的比率約占所有癌症的5成，但隨著年紀增長，該比率則越低，取而代之的是消化系統癌症和肺癌的發生率增加。

日本人常見的胃癌，大多合併有胃黏膜萎縮和腸化生（intestinal metaplasia）的現象。幽門螺旋桿菌是導致胃黏膜萎縮與腸化生的原因，並提高了罹患胃癌的風險。腸道疾病中又以大腸癌的發生率最高，原因可能與飲食型態漸趨歐美化，動物性脂肪的攝取增加有關。

食道癌則與抽菸、喝酒、熱飲等刺激物有關，加上胃內容物逆向流入食道所引起的逆流性食道炎（reflux esophagitis）也越來越多。發炎後黏膜發生病變，甚至癌化的病例數，歐美各國也有增加的趨勢。

十二指腸潰瘍

食道的主要疾病

逆流性食道炎

胃液或十二指腸液倒流，造成食道黏膜處於發炎的狀態，會出現胃灼熱、胸腔疼痛等症狀。也可能是因為食道與胃交接處的「下食道括約肌」鬆弛所致，或是消除幽門螺旋桿菌後造成胃酸過多而引起。

食道癌

主要的致病原因與吸菸、過度飲酒有關。由於食道受到刺激，使得黏膜變性進而癌化。食道癌中又以鱗狀細胞癌（squamous cell carcinoma）占絕大多數，放射治療、抗癌藥物都是有效的療法。

胃及十二指腸的主要疾病

急性胃炎

由於暴飲暴食、藥物（尤其是阿斯匹靈之類的消炎止痛藥）、壓力、過敏等原因，造成胃黏膜出現糜爛、甚至出血的現象。會有胃灼熱、上腹部疼痛、嘔吐等症狀。

慢性胃炎

大多是感染幽門螺旋桿菌所致，使得胃黏膜長期處於萎縮的狀態。若持續萎縮、胃酸分泌減少，就會引起消化不良，並出現食慾不振、胃脹等症狀。建議採取給予胃黏膜保護劑、消化藥物之類的對症治療，或是清除幽門螺旋桿菌的治療方式。

胃、十二指腸潰瘍

胃潰瘍是因為保護胃黏膜的黏液及胃酸的分泌失去平衡，造成胃壁受到侵蝕的狀態。十二指腸潰瘍，則常出現在容易暴露於胃酸中的十二指腸球部。而幽門螺旋桿菌就是引起失衡的攻擊因子之一。

胃癌

初期幾乎沒有任何症狀，若能早期發現有極高的機會可以完全治癒。

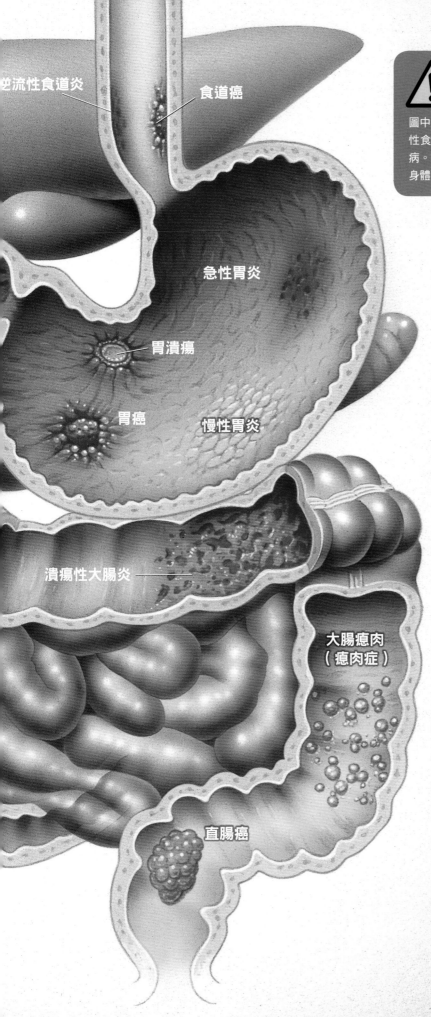

逆流性食道炎

食道癌

急性胃炎

胃潰瘍

胃癌

慢性胃炎

潰瘍性大腸炎

大腸瘜肉
（瘜肉症）

直腸癌

⚠️ **包含胃腸在內的**
消化系統疾病

圖中所顯示的是隨著年紀增長、肌力衰退而引起的逆流性食道炎，以及因免疫力下降導致發病的消化系統疾病。請審視自己的生活習慣、飲食習慣，並透過適當的身體檢查來預防疾病發生。

大腸的主要疾病

大腸瘜肉

指的是大腸黏膜表面的香菇狀隆起組織，容易發生在乙狀結腸和直腸的部位。良性的話放著不管也沒問題，但腺瘤性瘜肉可能會在某一部分發生癌化，因此必須接受治療。若瘜肉數超過100個以上則稱為瘜肉症（polyposis）。

大腸癌

十大癌症之中，大腸癌長期盤踞在台灣男性首位。病灶多在直腸和乙狀結腸，初期會有血便等症狀。但如果位置在大腸較深處，就幾乎沒有自覺症狀。檢查糞便表面是否有血液的「糞便潛血檢查」以及直腸指檢，都是有效提早發現的方法。近來，還可以透過大腸內視鏡來早期發現。

潰瘍性大腸炎

因大腸黏膜發炎造成糜爛、潰瘍的疾病，會有血便、腹瀉等症狀。治療上以類固醇藥物為主，但容易復發。目前也有合併抗菌藥來治療的病例。

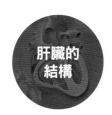

肝臟的
結構

做為物質代謝
中樞功能的臟器

肝 臟是人體最大的臟器，重
約1.4～1.5公斤，與腦的
重量幾乎一樣。肝臟周圍還有
胃、腎臟等器官，因此會透過凹
陷或膨脹來保有原本的形狀。

肝臟是維持生命活動不可或缺
的器官，功能相當複雜。

肝臟有兩個
重要功能

肝臟的重要功能有兩個，其中
一個與營養有關。在胃腸消化吸
收的營養素，會經由肝門靜脈
（hepatic portal vein）送至肝
臟。肝臟可再將肝門靜脈運送進

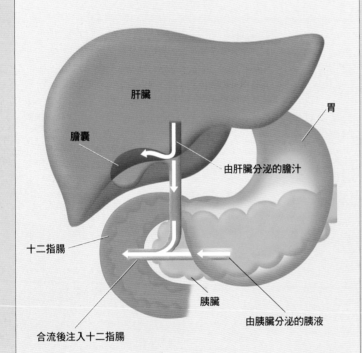

位於腹部深處的三大消化器官

肝臟

胃

膽囊

由肝臟分泌的膽汁

十二指腸

胰臟

由胰臟分泌的胰液

合流後注入十二指腸

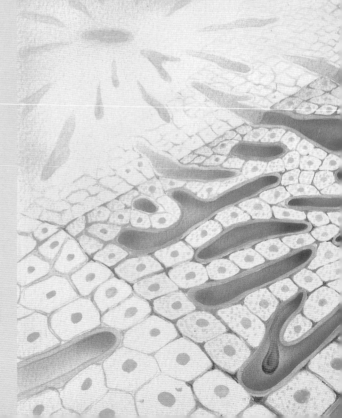

體內最大的臟器

肝臟位於上腹部稍微偏右的位置。吸氣的時候肝臟
位置會往下移，可從肋骨下緣摸到一小部分。呈紅
褐色，長徑約25公分、短徑約15公分，厚約7公
分、重1000～1500公克。肝臟的重量在20多歲～30
多歲時最重，中高齡後則逐漸變輕。

肝臟和膽囊、胰臟皆位於腹部深處，共同開口於十二指腸。肝臟每天約生
產1公升的膽汁，其中的一半儲存在肝臟下方的膽囊，有需要時才會排
出。來自肝臟的總肝管與膽囊交匯成為總膽管，最後和胰管會合注入十二
指腸。胰臟有以下兩個功能。

一個是將含有各種消化酵素的胰液經由胰管送至十二指腸，另一個是將
與消化、營養有關的激素分泌至血液中。

激素之一的胰島素（insulin）可以促進全身細胞將葡萄糖轉化為肝醣，
而升糖素（glucagon）能夠促進儲存在肝臟裡的肝醣分解。肝醣是腸道吸
收葡萄糖後，在肝臟內轉換而來的。

來的葡萄糖轉換為肝醣儲存起來，這裡也是人體血清中的蛋白質「白蛋白」（albumin）的合成場所。

另一個功能則與排出有關。肝臟會分解體內的廢棄物，並將其隨著膽汁排出體外。由於膽汁中含有紅血球的血紅素所製造的膽紅素（bilirubin），若無法順利排出就會造成黃疸現象，全身皮膚呈現偏黃。

肝細胞具有增生的能力，因此就算在外科手術中切掉部分的肝臟，或是疾病引起部分的肝細胞死亡，仍幾乎可以恢復原狀。

但如果反覆處於發炎的狀態，導致肝細胞壞死、結締組織的纖維增生，就會演變成「肝硬化」（cirrhosis），亦即肝臟組織已經破壞至無法恢復的程度了。

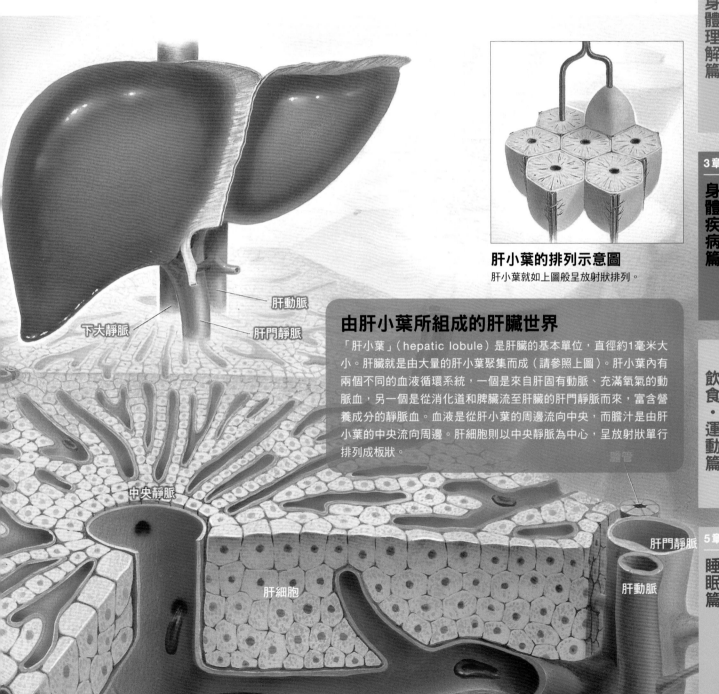

肝小葉的排列示意圖
肝小葉就如上圖般呈放射狀排列。

下大靜脈
肝動脈
肝門靜脈
中央靜脈
肝細胞
膽管
肝門靜脈
肝動脈

由肝小葉所組成的肝臟世界

「肝小葉」（hepatic lobule）是肝臟的基本單位，直徑約1毫米大小。肝臟就是由大量的肝小葉聚集而成（請參照上圖）。肝小葉內有兩個不同的血液循環系統，一個是來自肝固有動脈、充滿氧氣的動脈血，另一個是從消化道和脾臟流至肝臟的肝門靜脈而來，富含營養成分的靜脈血。血液是從肝小葉的周邊流向中央，而膽汁是由肝小葉的中央流向周邊。肝細胞則以中央靜脈為中心，呈放射狀單行排列成板狀。

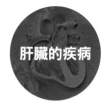

肝臟的疾病

原因在於病毒和生活習慣

在 肝臟疾病中，較容易重症化的有經由血液感染的Ｂ型肝炎病毒和Ｃ型肝炎病毒。感染Ｃ型肝炎病毒後會成為帶原者，若病情持續惡化就會從慢性肝炎演變成肝硬化、肝癌。

生活習慣的日積月累也可能造成肝臟發炎

最近「生活習慣病型」肝病備受注目，指的就是因生活習慣，尤其是肥胖所引起的肝臟疾病。

肝細胞內堆積著中性脂肪的症狀叫做脂肪肝。當肝細胞內堆積30％以上的中性脂肪油滴（脂肪小滴），就會診斷為脂肪肝。致病原因是攝取過多的酒精，或是肥胖、不良的生活習慣，前者稱為酒精性脂肪肝，後者稱為非酒精性脂肪肝。肝臟會將脂質分解成脂肪酸、醣類分解成葡萄糖，並轉化成中性脂肪。若脂質、醣類攝取過量，加上運動不足等因素減少熱量的消耗，身體內的營養即失去平衡。

而過剩的脂肪酸和葡萄糖，則轉化成中性脂肪或肝醣囤積在肝臟。

脂肪肝若持續惡化，會加速肝臟的纖維化，形成慢性肝炎的狀態，甚至還可能進展到肝硬化、肝癌的地步。

肝臟擁有高度的再生能力，可以替補遭到破壞的肝細胞，不會影響到器官的功能。脂肪肝的特徵是初期多半沒有自覺症狀，但病情會持續地惡化。

根據某項調查，約3成接受全身健康檢查的人檢測出有脂肪肝，在所有肝臟疾病中的比例最高。

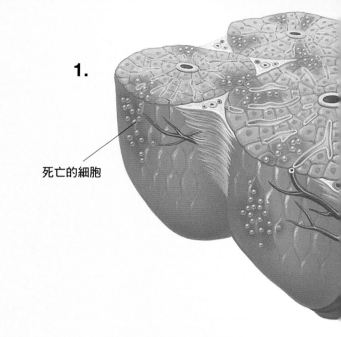

1.

死亡的細胞

2.

慢性肝炎
與急性肝炎不同，不常出現肝細胞壞死的狀態，特徵是肝門脈區的纖維化。

 恐怕會誘發各種疾病的脂肪肝

脂肪肝是指因肝細胞內堆積近3成中性脂肪所引起的病變，原因為肥胖、長期吃高熱量的食物。近年的研究已知，免疫細胞在清除因肥胖而壞死的肝細胞時，會引起發炎反應，並釋放出造成胰島素抗性增加的發炎物質。若一直處於發炎的狀態，最後就會演變為慢性肝炎，並導致肝臟纖維化。10％的脂肪肝屬於非酒精性脂肪肝炎（non-alcoholic steatohepatitis，NASH），而有10％的NASH可能會進展成肝硬化或肝癌。

急性肝炎

急性病毒性肝炎中的A型只要感染過一次就能免疫，因此不會持續感染、進而造成慢性肝炎。B型和C型則因為會持續感染，所以有部分會演變成慢性肝炎、甚至是肝硬化。急性病毒性肝炎就如圖示般，免疫細胞攻擊受病毒感染的肝細胞後，結果導致肝細胞壞死。

肝炎及其主要症狀

肝炎的種類很多，以下列出各種肝炎的特徵。

A型肝炎	從感染到發病潛伏期約為2～6週，會出現黃疸的症狀。大多在3～6個月內可以痊癒，演變成慢性肝炎的病例極為少見。
B型肝炎	母嬰傳染是台灣B型肝炎的重要傳染途徑，新生兒經由此途徑感染後約90%會成為帶原者。此外，若成年後透過性行為等途徑再度感染B型肝炎，則可能引發急性肝炎，嚴重的話甚至會致命。這種情況不會變成慢性肝炎。
C型肝炎	由C型肝炎病毒（HCV）感染所造成的肝臟疾病。一旦感染此病毒，約70%的人會演變成慢性肝炎，且病情持續惡化。慢性肝炎、肝硬化、肝癌的患者中約6成都是HCV的感染者，每年約有3萬人死於肝癌。
酒精性肝炎	國內曾有研究顯示，男性每天飲用的酒精量超過42克、女性28克就可能引發酒精性肝炎，一開始會先出現脂肪肝的現象。雖說肝臟是一個不會感到疼痛的器官，但重度的酒精性肝炎有時會因肝腫大而產生痛感。
自體免疫性肝炎	導因於免疫系統異常，患者以女性居多。初期容易引起肝硬化，是一種慢性發炎性的肝臟病變。發生率相較下偏低。
非酒精性脂肪肝炎	與生活習慣等因素有關，在極度肥胖的狀態下肝臟逐漸出現變化，從脂肪肝演變成慢性肝炎、肝硬化，甚至是肝癌。

肝門脈區的纖維化

中央靜脈

新增生的組織

3.
肝硬化

若慢性肝炎引起的纖維化繼續惡化，纖維組織即會將肝門脈區彼此之間，以及與中央靜脈連貫起來圍成一圈一圈的，即為肝硬化。此時會破壞肝臟的基本單位「肝小葉」，並再生出別的組織「再生小結節」。

形成肝癌

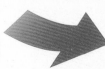

肝癌多數都是從肝硬化演變而來，但B型肝炎也有可能發生在幾近正常的肝臟。

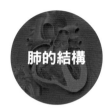
空氣經由支氣管進入整個肺部

連接到肺部的氣管,從喉嚨前方的喉頭向下延伸到頸部、胸部,然後在進入肺前,分成左主支氣管和右主支氣管。

主支氣管在肺內會繼續分支為更細小的支氣管,最末端與葡萄串般的「肺泡」(alveoli)相連。透過很薄的肺泡壁,身體吸收氧氣和排出二氧化碳的過程就是在這裡進行。

肺藉由胸膜 平滑地移動

我們的氣管和管徑較粗的支氣管壁內大多都有軟骨存在,讓其腔內不容易塌陷。支氣管進入肺部後,管壁內的軟骨會逐漸減少,平滑肌(smooth muscle)則逐漸增加。

平滑肌負責調節進入肺部的氣流。氣管和支氣管內面的黏膜上,覆蓋著具有纖毛的上皮細胞,當黏液捕捉小異物或細菌後,就會經由纖毛運動推向喉嚨並排出體外。

空氣進出肺部的過程,仰賴的是肺部周邊肌肉的動作。胸腔內有可以使骨骼上下移動、改變胸部空間大小的肌肉。橫膈膜是區隔胸腔與腹腔的肌肉,透過橫膈膜的收縮、放鬆和腹部肌肉的收縮、放鬆,空氣因此得以進出。肺的表面由光滑的胸膜包覆著,所以能平滑地移動。

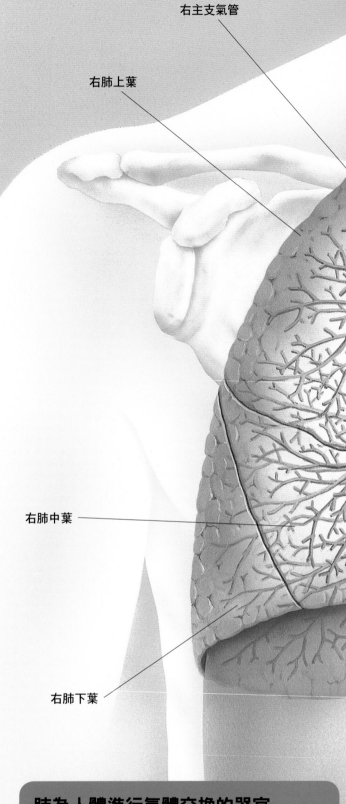

右主支氣管

右肺上葉

右肺中葉

右肺下葉

肺為人體進行氣體交換的器官

肺是進行「氣體交換」(gas exchange)的場所,亦即將空氣中的氧氣吸進體內,同時將二氧化碳排出體外。肺左右各一,右肺又分為上葉、中葉、下葉三個肺葉,左肺只有上葉、下葉兩個肺葉。由於心臟的位置稍微偏左,所以左肺會比右肺稍微小一些。

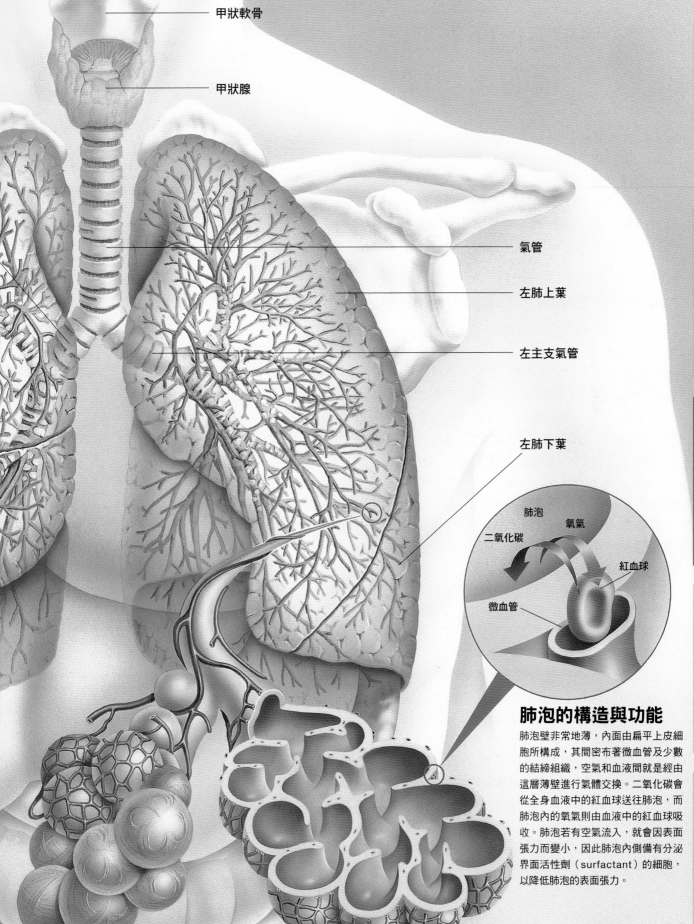

甲狀軟骨

甲狀腺

氣管

左肺上葉

左主支氣管

左肺下葉

肺泡

氧氣

二氧化碳

紅血球

微血管

肺泡的構造與功能

肺泡壁非常地薄，內面由扁平上皮細胞所構成，其間密布著微血管及少數的結締組織，空氣和血液間就是經由這層薄壁進行氣體交換。二氧化碳會從全身血液中的紅血球送往肺泡，而肺泡內的氧氣則由血液中的紅血球吸收。肺泡若有空氣流入，就會因表面張力而變小，因此肺泡內側備有分泌界面活性劑（surfactant）的細胞，以降低肺泡的表面張力。

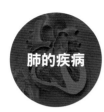

肺癌是所有癌症死因的第一位

肺的疾病

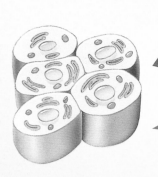

1.
受到放射線、致癌物質等影響，造成正常細胞的DNA（去氧核糖核酸）損傷。

會　與外界空氣接觸的支氣管和肺，很容易受到空氣中的病原體或汙染質、吸菸等的影響，最常見的肺部疾病就是肺泡發炎所造成的肺炎。根據衛服部2020年國人死因的統計結果，肺炎為台灣十大死因中的第3名，高齡者的肺炎死亡率尤其高。

死亡率高的肺癌與肺部生活習慣病

肺癌的患者數和死亡率都呈現逐年增加的趨勢，已連續12年蟬聯國人癌症死亡率的首位，每年都有超過9,000人死於肺癌。若以性別來區分，肺癌同是台灣男性和女性癌症死亡的第一名。在全球，因肺癌死亡的平均男與女的比例大約為2.7：1。

近年來，所謂「慢性阻塞性肺病」（chronic obstructive pulmonary disease，COPD）這種因長期吸入香菸等有害物質而引起的「肺部生活習慣病」，受到廣泛關注。肺在慢性發炎的狀態下，氣道逐漸變窄，亦或肺泡壁遭到破壞，進而導致呼吸困難。

以前診斷為「肺氣腫」（emphysema）及「慢性支氣管炎」的疾病也歸類在COPD中，主要的症狀是咳嗽、咳痰、呼吸困難，並會以緩慢的速度逐漸惡化。

全球每10秒中就有一個人死於COPD，台灣一年更有超過5千人因COPD死亡，亦為男性死因順位的第8位，但在診斷為肺炎、心臟衰竭的過世者當中，也可能包含因COPD致死的病例。根據在2001發表的日本流行病學調查（NICE study），COPD的患者數推估有530萬人。此外，吸菸不只是罹患肺癌的主要原因，也會增加罹患膀胱癌的風險。因為包含香菸在內的致癌物質也會經過肝臟、腎臟等部位，最後累積在膀胱。

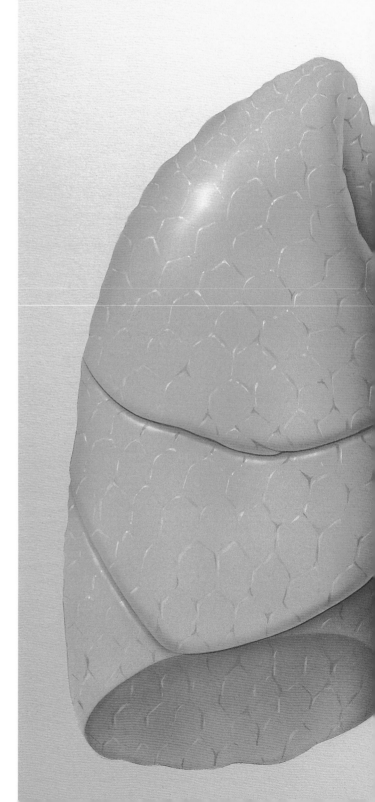

放射線、致癌物質等

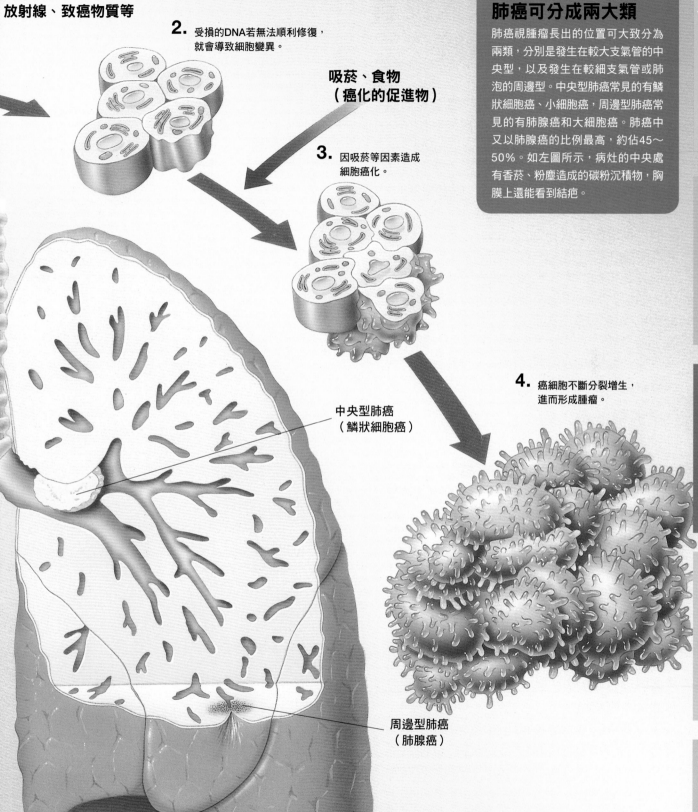

2. 受損的DNA若無法順利修復，
就會導致細胞變異。

**吸菸、食物
（癌化的促進物）**

3. 因吸菸等因素造成
細胞癌化。

4. 癌細胞不斷分裂增生，
進而形成腫瘤。

中央型肺癌
（鱗狀細胞癌）

周邊型肺癌
（肺腺癌）

肺癌可分成兩大類

肺癌視腫瘤長出的位置可大致分為兩類，分別是發生在較大支氣管的中央型，以及發生在較細支氣管或肺泡的周邊型。中央型肺癌常見的有鱗狀細胞癌、小細胞癌，周邊型肺癌常見的有肺腺癌和大細胞癌。肺癌中又以肺腺癌的比例最高，約佔45～50％。如左圖所示，病灶的中央處有香菸、粉塵造成的碳粉沉積物，胸膜上還能看到結疤。

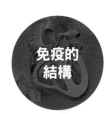

靈活阻擋入侵者
的防禦系統

人體會透過免疫來抵抗病毒、細菌等病原體。免疫系統可大致分成兩個階段，分別為「先天性免疫」（innate immunity）和「後天性免疫」（acquired immunity）。先天性免疫負責迎擊入侵者，以「吞噬細胞」（樹突細胞、巨噬細胞、嗜中性球）將病原體吞入並消化分解的「吞噬作用」（phagocytosis）為中心。先天性免疫在病原體入侵的同時就會啟動。

而接在後頭的後天性免疫會辨識入侵者的特徵，並針對特定的病原體個別進行攻擊，這個階段的免疫反應主要是由「T細胞」和「B細胞」所負責。T細胞和B細胞的其中一部分會留下來，當同樣的病原體再次入侵時，便能快速應對啟動免疫系統。

迅速擊退敵人的
免疫系統

後天性免疫的主角是稱為「抗體」（antibody）的蛋白質，能與特定的物質產生特異性結合，而與抗體結合的物質就稱為「抗原」（antigen）。免疫系統可以製造出各式抗體，以對抗多種非體內成分的外來抗原。並且能配合入侵的抗原種類，製造出適合此抗原的大量抗體。此時扮演中心角色的是血液或淋巴液內的淋巴球（lymphocyte），由骨髓內的造血組織與其他血液細胞一起被製造出來。淋巴球辨識抗原的場所，是在左上腹部的脾臟、淋巴管行進途中的淋巴結、消化道和呼吸道黏膜等處的淋巴組織。

入侵體內的異物會被淋巴組織中的樹突細胞捕獲，並將其成分與體內的組織相容性抗原（histocompatibility antigen）一同呈現在樹突細胞的表面上。於是一部分的T細胞和製造抗體的B細胞便會聚集到周圍，在介白素（interleukin）等傳遞物質互相刺激的作用下，進行分裂使特定細胞的數量增加，製造出用來對付此抗原的抗體。當免疫系統產生「過度反應」時，就會發生過敏反應。

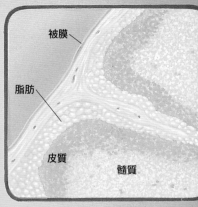

T細胞來自骨髓中的造血幹細胞，並在胸腺（thymus）內進行分化成熟。未成熟的T細胞於皮質的被膜下層增生後，穿越細網組織到達皮質深層。在過程中經由自泌素的作用，分化為成熟的T細胞。胸腺為左右兩葉，至青春期時成長到最重，重量可達30～40公克，之後即開始萎縮退化，逐漸為脂肪組織所取代。

被膜
脂肪
皮質
髓質

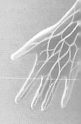

骨髓位於骨中央的骨髓腔內，靠近關節的地方為紅色，中央為黃色。紅骨髓是製造血球的造血組織，而黃骨髓負責儲存脂肪。黃骨髓會隨著年齡的增長逐漸增加。造血組織呈網眼狀，有管腔較大的竇狀微血管（sinusoidal capillarys）穿梭其間。竇狀微血管的管壁上有許多小孔，成熟的血球就是經由此處進入血液。

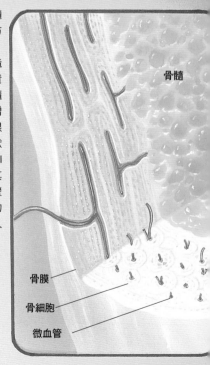

骨髓
骨膜
骨細胞
微血管

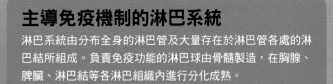

主導免疫機制的淋巴系統

淋巴系統由分布全身的淋巴管及大量存在於淋巴管各處的淋巴結所組成。負責免疫功能的淋巴球由骨髓製造，在胸腺、脾臟、淋巴結等各淋巴組織內進行分化成熟。

胸腺

淋巴結

脾臟

骨髓

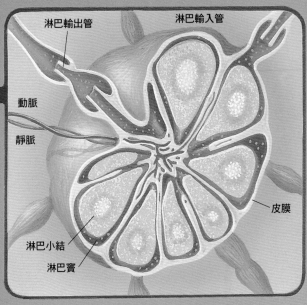

淋巴輸出管　　　　　　淋巴輸入管

動脈

靜脈

皮膜

淋巴小結

淋巴竇

淋巴結能夠過濾淋巴液中的細菌、老舊廢物等雜質，並刺激與免疫相關的淋巴球，是生物防禦系統的重要組織。大小約20～30毫米，狀如蠶豆或橢圓形，全身約有800個。內部為網眼狀的細網組織，聚集著淋巴球、漿細胞（plasma cell）、巨噬細胞等。

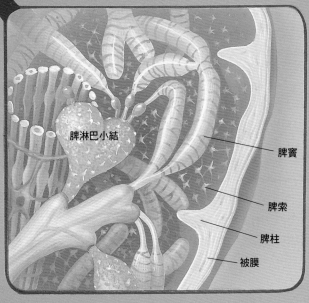

脾淋巴小結

脾竇

脾索

脾柱

被膜

脾臟具有破壞血球和免疫相關的功能。約100～150公克，呈扁平橢圓形。脾臟可大致分成白髓和紅髓，白髓的脾淋巴小結（nodulus lymphaticus lienalis）內有B細胞，而環繞中心動脈的淋巴組織主要為T細胞；紅髓指白髓以外的部分，負責儲存血液、破壞老舊的紅血球，並處理其成分。

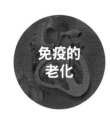

免疫的
老化

防禦病原體的能力衰退
便容易得到傳染病

新冠肺炎的確診者當中，年輕人大多為輕症，但80多歲族群的陽性患者死亡率卻高達12%（截至2021年1月的日本數據）。一般會強烈認為是因為

老年人本身多患有其他疾病，再加上隨著年齡增長免疫功能出現異常所致。

免疫系統有效運作的關鍵在於各種免疫細胞之間的協調性，但

老年人的免疫細胞在功能或數量上可能會出現異常。結果就是各免疫細胞之間失去平衡，甚至因為部分的功能「暴走」而導致重症化。

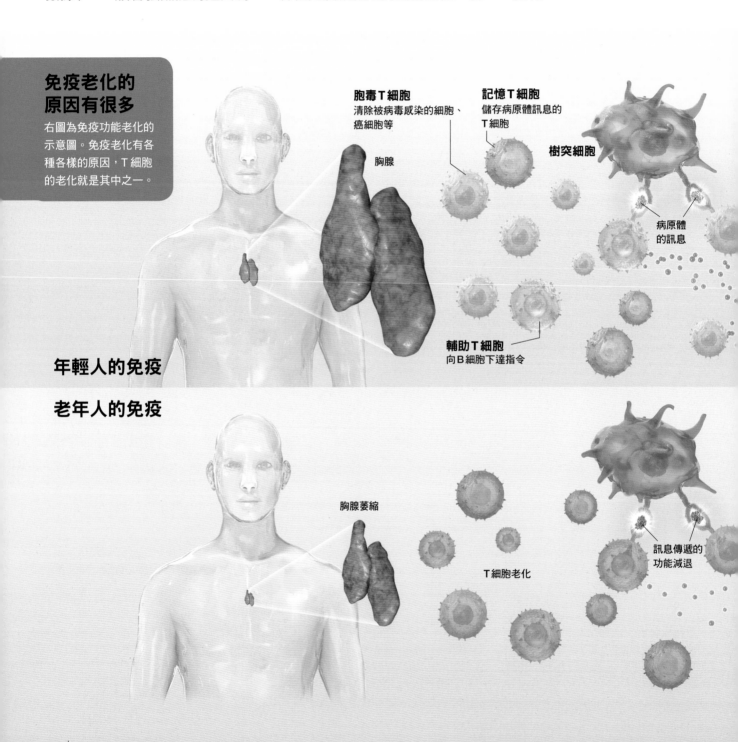

免疫老化的原因有很多

右圖為免疫功能老化的示意圖。免疫老化有各種各樣的原因，T細胞的老化就是其中之一。

胞毒T細胞
清除被病毒感染的細胞、癌細胞等

記憶T細胞
儲存病原體訊息的T細胞

胸腺

樹突細胞

病原體的訊息

輔助T細胞
向B細胞下達指令

年輕人的免疫

老年人的免疫

胸腺萎縮

T細胞老化

訊息傳遞的功能減退

免疫系統的質量下降與胸腺萎縮

免疫細胞來自於骨髓中的「造血幹細胞」（hematopoietic stem cell）。吞噬細胞就算上了年紀也不會減少數量，但吞噬作用卻會逐漸衰退，並連帶使得樹突細胞傳遞病原體訊息的功能減弱。T細胞能夠壓制住樹突細胞等免疫細胞的暴走，但T細胞的功能同樣會隨著年齡而下降，也就是說維持平衡的功能也逐漸變低了。

T細胞的老化也與年齡因素所造成的胸腺萎縮有關。胸腺約從25歲開始萎縮，到了40歲大概只剩下50％，70歲時剩下不到10％。

T細胞的老化也會影響到B細胞，並導致免疫系統整體機能下降。若再加上先天性免疫作用的減弱，則可能出現「易得到傳染病且易重症化」、「易引起異常的免疫反應」、「疫苗接種的效力降低」等情況。

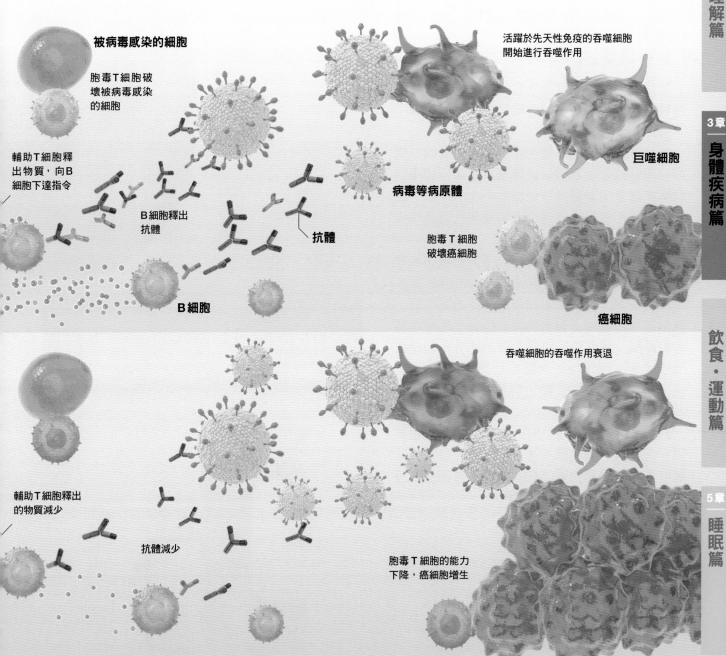

被病毒感染的細胞

胞毒T細胞破壞被病毒感染的細胞

輔助T細胞釋出物質，向B細胞下達指令

B細胞釋出抗體

抗體

B細胞

活躍於先天性免疫的吞噬細胞開始進行吞噬作用

病毒等病原體

巨噬細胞

胞毒T細胞破壞癌細胞

癌細胞

輔助T細胞釋出的物質減少

抗體減少

吞噬細胞的吞噬作用衰退

胞毒T細胞的能力下降，癌細胞增生

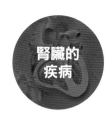

負責去除血液的老舊廢物和有害物質

尿 液是腎臟過濾血液後所形成的。血液除了將營養成分和氧氣輸送至體內各器官，同時也會回收體內製造的老舊廢物及有害物質。腎臟的功能就是清理血液繞行全身送來的老舊廢物及有害物質。

腎臟位於後背的腰部上方附近，左右各一顆。大小如拳頭般（高約10公分），外型像蠶豆一樣。

腎臟內的腎絲球具有過濾器的作用

雖然過濾血液、清除老舊廢物和有害物質的是腎臟，但實際有過濾作用的則是「腎絲球」（glomerulus）。

腎絲球正如其名，是由團狀的微血管網所構成。腎絲球若受到破壞就無法再生，例如慢性腎臟病就是因為腎絲球受損而引起的疾病。由於腎絲球不會再生，若症狀持續惡化就必須採取透析治療。

腎絲球的過濾結構有三層，溶於血液中的物質能否通過腎絲球，是根據分子的大小而定。

血液中除了細胞和蛋白質無法穿透腎絲球，其他的老舊廢物、有害物質、小分子的礦物質和胺基酸、葡萄糖則會與大量的水分一起從血液中過濾。過濾後的液體被稱為「原尿」，會送入腎臟內的尿細管。腎臟每天約可過濾1700公升血液。

原尿並不是直接變成尿液，其中含有礦物質、胺基酸、葡萄糖、水分等，因此必須再次吸收其中的所需物質。在此過程中會調整血液的濃度，以維持體液的恆常性。

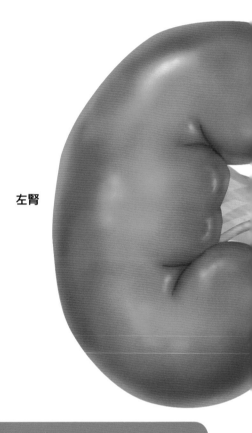

左腎

原尿經再吸收後形成尿液

下圖是血液經過濾形成尿液的過程。腎臟一天過濾的血液多達1700公升（每分鐘1.2公升），但最後排出的尿液卻僅只有1.5公升。

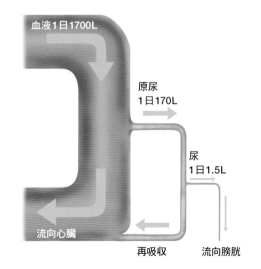

血液1日1700L

原尿
1日170L

尿
1日1.5L

流向心臟

再吸收　　流向膀胱

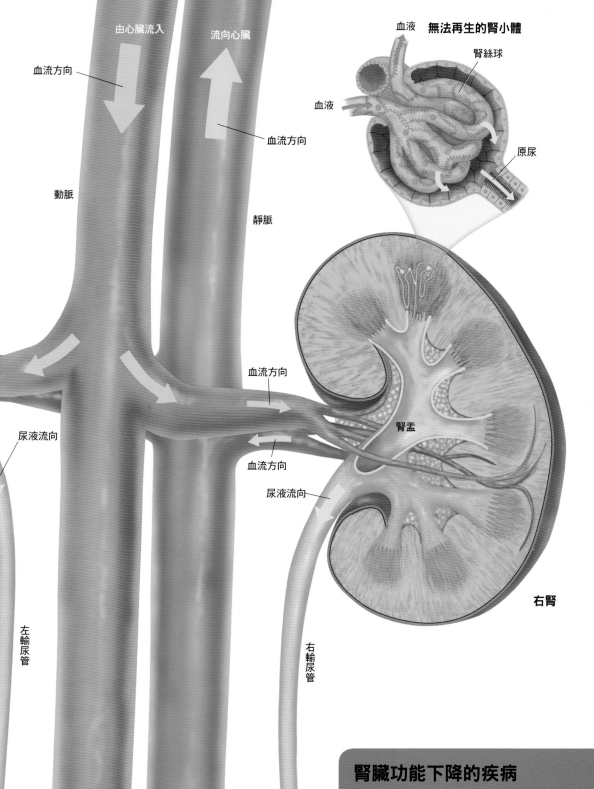

由心臟流入

流向心臟

血流方向

血流方向

動脈

靜脈

血流方向

血流方向

尿液流向

尿液流向

左輸尿管

右輸尿管

流向左腳　流向右腳

由左腳流入　由右腳流入

往膀胱

血液　**無法再生的腎小體**

腎絲球

血液

原尿

腎盂

右腎

腎臟功能下降的疾病

腎小體內有腎絲球及鮑氏囊（Bowman's capsule）等組織。腎小體持續受損，造成腎臟功能下降的狀態即「腎衰竭」（renal failure）。腎小體並沒有再生能力，一旦受損便無法自行恢復。若長期處於高血糖狀態，導致腎臟內的微小血管劣化，進而失去過濾功能的狀態，即糖尿病腎病變（diabetic nephropathy）。

1章 身體預防知識篇

2章 身體理解篇

3章 **身體疾病篇**

4章 飲食‧運動篇

5章 睡眠篇

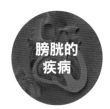

排尿時間是健康的指標

尿 液在腎臟形成後，會暫時儲存在「膀胱」。膀胱位於下腹部，是一個具伸縮性的袋狀器官。以成人男性為例，尿液排空時的膀胱呈椎形，高約3～4公分；儲滿時則膨脹成圓球狀，直徑約10公分（容量約500毫升）。一般來說尿液累積到200～300毫升後，就會產生尿意。

而感受尿液的受器就位於膀胱壁的肌肉層中。當尿液排空時，膀胱壁的厚度為10～15毫米，當尿液儲滿、膀胱脹大後，厚度只剩下3毫米左右。大腦藉由感受膀胱壁的厚度，可得知膀胱內儲存的尿量。

▎排尿時間若超過21秒以上，可能就是老化引起的身體變化

隨著年齡增長，膀胱的肌力也跟著下降。男性若有攝護腺肥大的問題，也會導致排尿時間變長。根據日本順天堂大學堀江重郎博士等人組成的研究團隊，針對24歲～94歲的男女所進行的調查結果，在生育年齡以內（男性40歲、女性50歲左右）的排尿時間約在21秒上下。但隨著年紀越大，排尿時間也跟著拉長，直接的原因就是老化所造成的肌肉衰退。當排尿時間變長，有時也會出現頻尿、殘尿、漏尿等症狀，由此可知排尿時間是身體功能退化的一個指標。「一般來說，正常的排尿次數是一天5～7次。若一天排尿8次以上就算是頻尿，此外在夜間睡眠過程中只要起床排尿1次以上即符合夜間頻尿的定義。若排尿次數過多，就代表身體可能有異狀」（堀江博士）。夜間頻尿的原因有很多，而男性的排尿問題則大多與攝護腺肥大有關。

 攝護腺肥大也會成為夜間頻尿的原因

攝護腺（又稱為前列腺）是男性的生殖器官，位於膀胱的正下方，包覆著尿道。具有分泌攝護腺液的功能，為精液的組成成分之一。一旦攝護腺變得肥大，就會壓迫到尿道。即便有尿意去上廁所，卻常有尿排不乾淨的感覺，因此容易出現頻尿或餘尿感。攝護腺肥大的發展過程可分為三期，一開始的症狀就是夜間頻尿。除了老化的因素外，肥胖、高血壓、糖尿病也都會增加罹患攝護腺肥大的可能性。

女性的尿道較短，較容易罹患膀胱炎

下圖是男女的下腹部剖面圖。由於生殖器結構不同，膀胱大小和尿道長短也各異。女性的尿道長度只有男性的4分之1，且出口（尿道外口）離肛門很近，所以容易因細菌入侵而導致膀胱炎。加上女性的膀胱上方空間就是子宮，因此容量會比男性略小一些（400ml左右）。

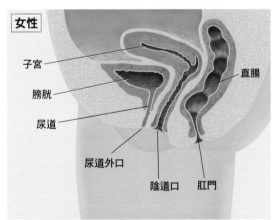

女性

子宮
膀胱
尿道
尿道外口
陰道口
肛門
直腸

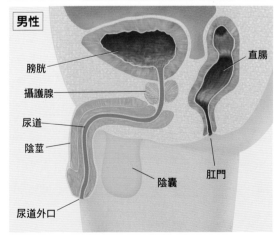

男性

膀胱
攝護腺
尿道
陰莖
陰囊
尿道外口
肛門
直腸

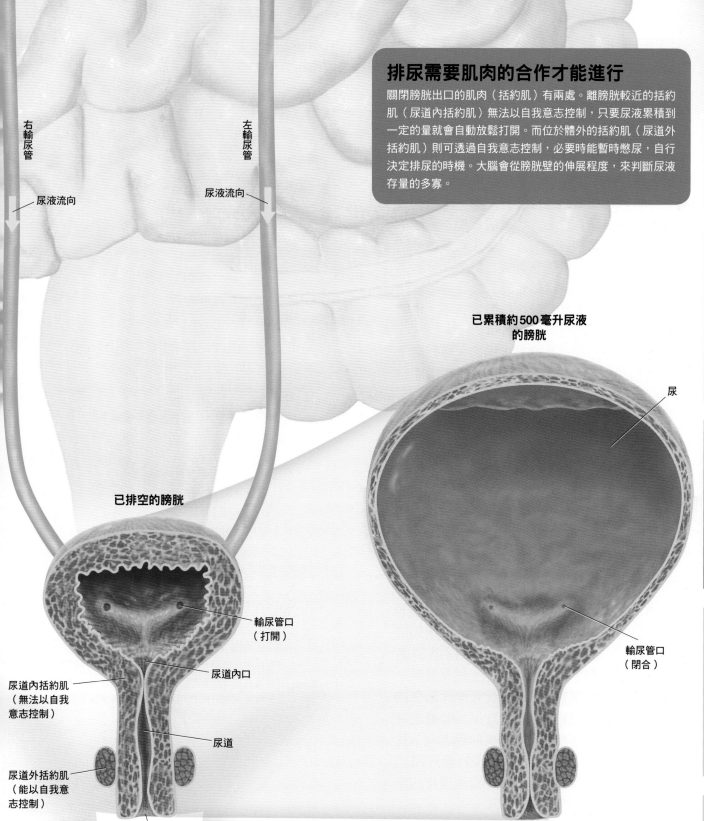

排尿需要肌肉的合作才能進行

關閉膀胱出口的肌肉（括約肌）有兩處。離膀胱較近的括約肌（尿道內括約肌）無法以自我意志控制，只要尿液累積到一定的量就會自動放鬆打開。而位於體外的括約肌（尿道外括約肌）則可透過自我意志控制，必要時能暫時憋尿，自行決定排尿的時機。大腦會從膀胱壁的伸展程度，來判斷尿液存量的多寡。

右輸尿管

左輸尿管

尿液流向

尿液流向

已累積約500毫升尿液的膀胱

尿

已排空的膀胱

輸尿管口（打開）

尿道內口

尿道內括約肌（無法以自我意志控制）

尿道

尿道外括約肌（能以自我意志控制）

尿道外口

輸尿管口（閉合）

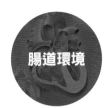

會對全身造成影響的腸道細菌

棲息在人體腸道內的細菌數量多達100兆個以上，大腸中的腸道細菌會將小腸沒有完全吸收的營養素當成養分來源。腸道細菌可大致分為益菌、害菌、伺機菌三種，健康的人體腸道內益菌約占20%，包含了數量最多的「比菲德氏菌」及乳酸菌等等。益菌能分解寡糖（由3～10個單醣鍵結而成）之類的碳水化合物，代謝之後產生乳酸、醋酸等物質，使害菌在酸性的腸道環境中難以增殖。

腸道細菌中占比最高的是伺機菌，但對健康沒有任何的影響，占腸道細菌5%的害菌才是要特別留意的。

代表性的害菌則是大腸桿菌和產氣莢膜梭菌（*Clostridium perfringens*）。害菌的營養來源為蛋白質，當害菌分解蛋白質時會產生氨、硫化氫、吲哚等對身體有害的物質。這些有害物質不僅妨礙腸道細胞運作，還會經血液循環進入全身造成傷害。

60歲以後益菌的數量大幅減少

目前已知害菌的數量會隨著年齡增長而逐漸增加。日本神戶大學大澤朗博士等人的研究團隊，曾於2016年針對各年齡的腸道菌叢（intestinal flora）比例進行調查。結果發現，嬰兒體內包含最優勢菌種——比菲德氏菌在內的放線菌門類在離乳後會急速減少。60歲之後不但更加減少，在嬰兒和老年人的腸道內，比例較高的是包含大腸桿菌等在內的變形菌門類。據此，腸道內細菌組成比例出現變化的原因，是由於飲食內容改變的緣故。

益菌和害菌在人體腸道內的作用為何？

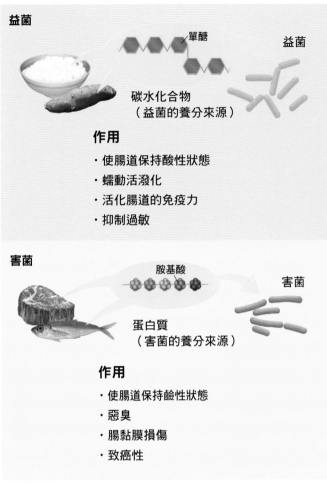

上圖為益菌和害菌的養分來源以及對人體有何作用的示意圖。

3.

碳水化合物、蛋白質、脂質在十二指腸內，由消化酵素分解成更小的分子。肝臟製造的膽汁，其中的膽汁酸能將脂質乳化成小顆粒。膽汁中含有膽色素，因此當食物消化後受到膽汁的作用時，糞便自然就會呈現黃褐色。

5.

未被小腸吸收、與水分和消化酵素液混合在一起的食物殘渣，會在大腸吸收掉最後的水分，形成硬化的糞便。當糞便推送到肛門，腦部會產生便意並開始排便。

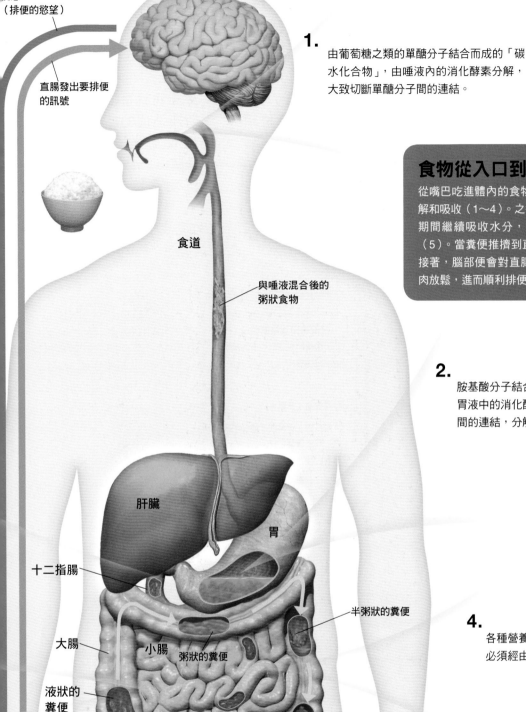

便意
（排便的慾望）

直腸發出要排便
的訊號

食道

與唾液混合後的
粥狀食物

肝臟

胃

十二指腸

大腸

小腸

粥狀的糞便

液狀的
糞便

半粥狀的糞便

成形的軟便

硬便

直腸（大腸的一部分）

肛門

1.

由葡萄糖之類的單醣分子結合而成的「碳
水化合物」，由唾液內的消化酵素分解，
大致切斷單醣分子間的連結。

食物從入口到形成糞便

從嘴巴吃進體內的食物，會在通過消化道時進行分
解和吸收（1～4）。之後，在大腸往肛門方向推進的
期間繼續吸收水分，剩下的食物殘渣則形成糞便
（5）。當糞便推擠到直腸後，會對腦部發出訊息。
接著，腦部便會對直腸下達排便指令，讓肛門的肌
肉放鬆，進而順利排便。

2.

胺基酸分子結合而成的蛋白質，經由
胃液中的消化酵素大幅切斷胺基酸之
間的連結，分解成小分子。

4.

各種營養素在被小腸表面吸收之前，都
必須經由消化酵素分解成較小的分子。

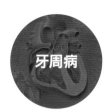

40歲以上每兩人就有一人有牙周囊袋

牙周病指的是因細菌感染牙齒周圍組織而造成發炎的疾病。這些會引發牙周發炎的細菌就存在於口腔內,例如牙齦卟啉單胞菌(*Porphyro-monas gingivalis*,Pg菌),以下稱為牙周病菌。若症狀持續惡化,也可能侵犯到牙齦組織或造成支撐牙齒的骨細胞死亡並溶解流失。

牙周病就是口腔內大量細菌繁殖所造成的結果,而起因就是由食物殘渣所形成的牙垢(牙菌斑)。

牙垢是培養各種細菌的溫

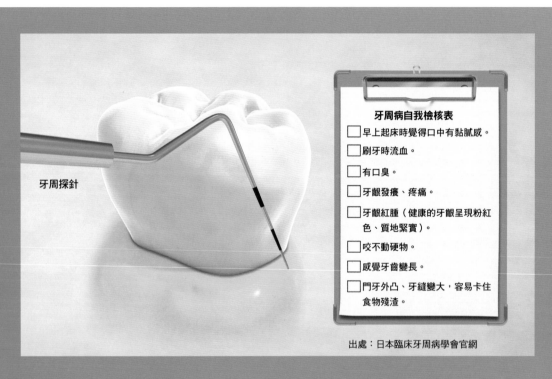

牙周探針

牙周病自我檢核表

☐ 早上起床時覺得口中有黏膩感。
☐ 刷牙時流血。
☐ 有口臭。
☐ 牙齦發癢、疼痛。
☐ 牙齦紅腫(健康的牙齦呈現粉紅色、質地緊實)。
☐ 咬不動硬物。
☐ 感覺牙齒變長。
☐ 門牙外凸、牙縫變大,容易卡住食物殘渣。

出處:日本臨床牙周病學會官網

左圖是日本臨床牙周病學會登載於官網上的牙周病自我檢核表。若符合三個以上的話就要注意,符合6個以上的人可能已經有牙周病了,全部都符合的人代表牙周病的症狀已經很嚴重。圖中的器具叫做「牙周探針」,前端標有刻度,可放入牙齒與牙齦的縫隙間測量深度。

牙周病的早期為牙齦炎,末期為牙齒脫落

下圖為健康的牙齒、牙齦以及牙周病發展進程的示意圖。牙周病是「慢慢破壞牙齒周邊組織的疾病」,從一開始的牙齦炎到牙齒脫落為止約歷時15~30年。不過有1成的牙周病是屬於會在5~10年內快速進展的「侵襲性牙周炎」(aggressive periodontitis)。

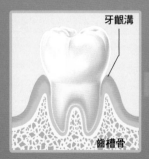
牙齦溝
齒槽骨

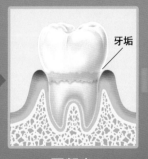
牙垢

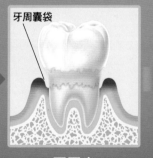
牙周囊袋

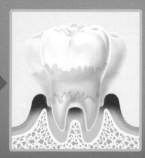

健康的牙齦	牙齦炎	牙周炎	重度牙周炎
·成人的牙齦溝深度約2~3毫米,小孩約1毫米。 ·牙齦呈粉紅色,質地緊實。	·牙齦出現發炎紅腫。 ·有時會流血。 ·透過正確的刷牙及清除牙結石可有效治療。	·形成牙周囊袋,且越變越深。 ·牙齦萎縮,牙齒看起來變長。 ·齒槽骨開始流失。 ·嚴重的話須接受手術治療。	·出現牙齦膿包。 ·牙齒搖晃。 ·牙齒脫落。 ·口臭惡化。 ·影響說話發音。 ·大多需要進行拔牙。

床，所以會導致牙周病菌數量大幅增加。

40歲以後牙周病容易加劇

牙周病菌具有厭氧的特性，因此會移動至氧氣較少的牙齦空隙底部。牙齒與牙齦之間有條稱為牙齦溝（gingival sulcus）的凹槽，正常的深度約2～3毫米，牙周病菌在此繁殖增生後就會進入牙齦內。

負責排除牙周病菌入侵體內的是免疫細胞，由於大量血液被送往牙齦，牙齦變得腫脹，代表正處於發炎的狀態。一般來說，40歲以後牙周病的症狀會變得更加嚴重、明顯。

兒童的牙齦溝比較淺，因此不是牙周病菌喜歡的生長環境。到了青春期雖然牙齦溝逐漸變深，但在免疫細胞的功能正常運作下，仍然足以戰勝牙周病菌。

然而40歲過後免疫功能慢慢衰退，牙周病菌開始佔上風，牙周病也就漸趨嚴重了。

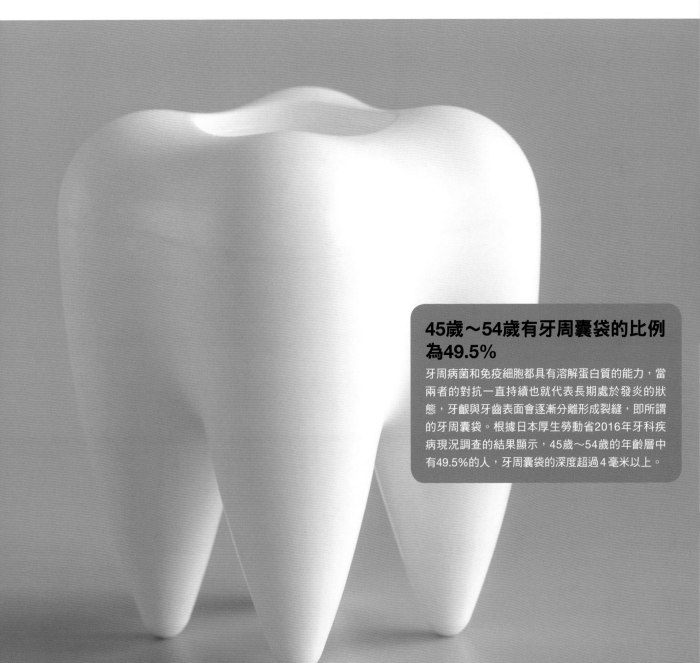

45歲～54歲有牙周囊袋的比例為49.5％

牙周病菌和免疫細胞都具有溶解蛋白質的能力，當兩者的對抗一直持續也就代表長期處於發炎的狀態，牙齦與牙齒表面會逐漸分離形成裂縫，即所謂的牙周囊袋。根據日本厚生勞動省2016年牙科疾病現況調查的結果顯示，45歲～54歲的年齡層中有49.5％的人，牙周囊袋的深度超過4毫米以上。

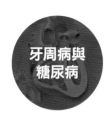

牙周病與
糖尿病

口腔的免疫細胞釋放的
發炎物質會讓糖尿病惡化

目前與牙周病有關的疾病當中，已經掌握相對透徹的是「糖尿病」。糖尿病常伴隨著其他的疾病，而牙周病就是公認的併發症之一。

糖尿病和牙周炎的密切關係

糖尿病（第二型糖尿病）患者的症狀是「胰島素」分泌不足，或是對胰島素的作用降低。以一般情況來說，胰臟一旦分泌胰島素，肌肉、脂肪組織等就會吸收血液中的糖分子，避免血糖值過度上升。

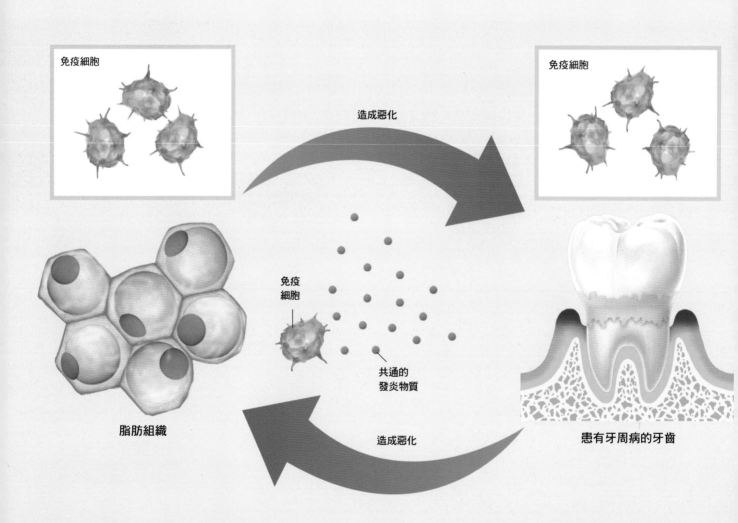

免疫細胞

免疫細胞

造成惡化

免疫細胞

共通的發炎物質

脂肪組織

造成惡化

患有牙周病的牙齒

但糖尿病患者的胰島素分泌功能較差，因此血糖值會異常地偏高。

原因之一即潛藏在脂肪組織內的免疫細胞，一般認為是免疫細胞釋放出的發炎物質在妨礙胰島素發揮作用。

而牙周炎的發病原因，也是免疫細胞釋放出同一種發炎物質所致。

因此當罹患牙周炎時，血液中的發炎物質增加，也連帶降低了胰島素的功能。

反過來說，從脂肪組織的免疫細胞釋放出的發炎物質，也會使牙周炎的狀況惡化。也就是說，兩者是屬於相互影響甚至惡性循環的關係。

全世界已有許多研究都指出，糖尿病患者只要進行牙周病的治療，就能讓血糖值下降並改善糖尿病的症狀。因此當前在醫療現場對於有嚴重牙周病的人，都一定會詢問對方的血糖狀況。

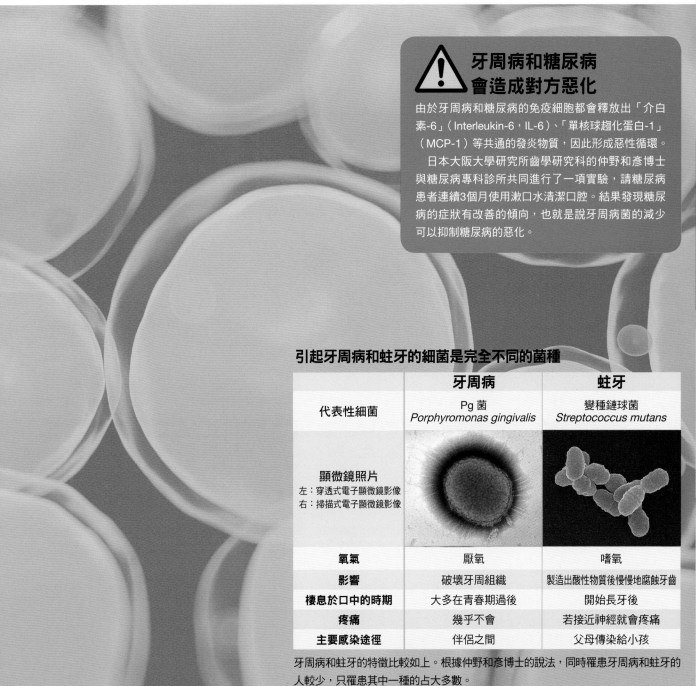

⚠️ 牙周病和糖尿病會造成對方惡化

由於牙周病和糖尿病的免疫細胞都會釋放出「介白素-6」（Interleukin-6，IL-6）、「單核球趨化蛋白-1」（MCP-1）等共通的發炎物質，因此形成惡性循環。

日本大阪大學研究所齒學研究科的仲野和彥博士與糖尿病專科診所共同進行了一項實驗，請糖尿病患者連續3個月使用漱口水清潔口腔。結果發現糖尿病的症狀有改善的傾向，也就是說牙周病菌的減少可以抑制糖尿病的惡化。

引起牙周病和蛀牙的細菌是完全不同的菌種

	牙周病	蛀牙
代表性細菌	Pg 菌 *Porphyromonas gingivalis*	變種鏈球菌 *Streptococcus mutans*
顯微鏡照片 左：穿透式電子顯微鏡影像 右：掃描式電子顯微鏡影像		
氧氣	厭氧	嗜氧
影響	破壞牙周組織	製造出酸性物質後慢慢地腐蝕牙齒
棲息於口中的時期	大多在青春期過後	開始長牙後
疼痛	幾乎不會	若接近神經就會疼痛
主要感染途徑	伴侶之間	父母傳染給小孩

牙周病和蛀牙的特徵比較如上。根據仲野和彥博士的說法，同時罹患牙周病和蛀牙的人較少，只罹患其中一種的占大多數。

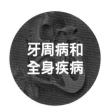

跟年長有關的疾病
有些會有牙周病菌的蹤跡

可　能與牙周病有關的疾病除
　　了糖尿病外還有其他幾
種，相關的研究正在進行中。

　根據最近的研究，「動脈硬
化」、「吸入性肺炎」（aspiration
pneumonia）、「阿茲海默症」
等隨著年紀增長而引起的疾病，

也被認為與牙周病有所關連。

　「動脈粥狀硬化」是最常見的
動脈硬化種類。起因為粥狀斑塊
（atheroma）沉積在血管壁
上，越來越大而導致血管內徑益
發狹窄，這個狀況若發生在心臟
就會造成「心肌梗塞」。

擴散至全身各處的
牙周病菌

　仔細檢查粥狀斑塊內的成分，
有時會發現牙周病菌的蹤跡。此
外亦有報告指出，心肌梗塞患者
當中有牙周病的比例很高。若牙

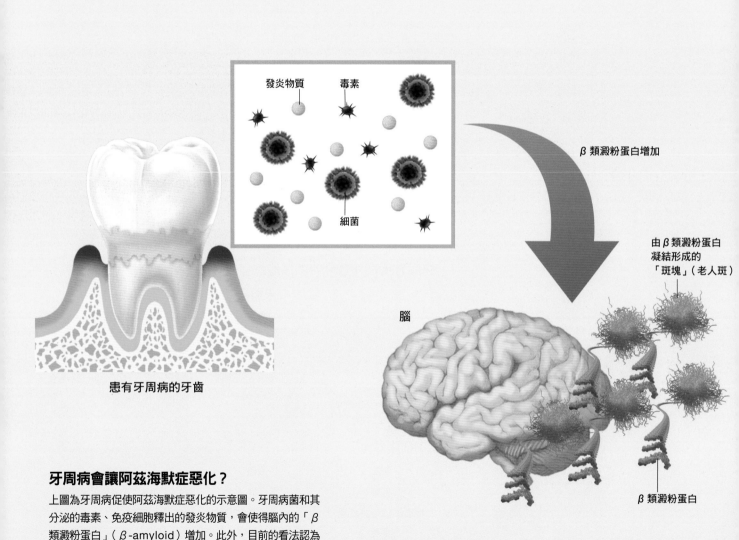

發炎物質　　毒素

細菌

β類澱粉蛋白增加

由β類澱粉蛋白
凝結形成的
「斑塊」（老人斑）

腦

β類澱粉蛋白

患有牙周病的牙齒

牙周病會讓阿茲海默症惡化？

上圖為牙周病促使阿茲海默症惡化的示意圖。牙周病菌和其
分泌的毒素、免疫細胞釋出的發炎物質，會使得腦內的「β
類澱粉蛋白」（β-amyloid）增加。此外，目前的看法認為
牙周病會讓阿茲海默症「惡化」，但並不是「引發」阿茲海
默症的原因。

周囊袋的表皮出現潰瘍或是微血管外露，都會導致病菌進入血管，因此牙周病也被視為是動脈硬化的導火線之一。

吸入性肺炎是指本來應該送往食道的食物或唾液反而進入氣管，造成細菌入侵肺部所引起的肺炎。包含吸入性肺炎在內的肺炎，是90歲以上長者的死亡原因第二名。

關於牙周病與吸入性肺炎或肺炎的關聯性，目前已有許多研究資料。比方說日本福岡縣曾針對80歲的族群進行調查，結果發現已形成牙周囊袋的牙齒數達10顆以上的人，相較於其他人，感染肺炎致死的危險性高了3.9倍。同時世界各國的報告也已證實若確實執行刷牙等口腔清潔步驟，也可降低吸入性肺炎或肺炎的風險。因此，目前認為老年人只要建立起正確的口腔保健習慣，就能有效預防感染肺炎。

至於阿茲海默病和牙周病的相關性，從各種調查和實驗的結果來看，也已無法完全否定兩者間的關係。例如在阿茲海默症患者的腦部，有很高機率會發現到牙周病菌的蹤跡。

牙周病菌進入血管壁中，引發動脈硬化

一旦牙周病菌進入血管內膜，免疫細胞就會聚集過來想要排除牙周病菌，並修復遭到破壞的組織。結果導致免疫細胞的屍骸、膽固醇等堆積在血管壁中，形成粥狀斑塊。若斑塊破裂就會產生血塊（血栓），血栓如果脫落則可能隨著血液循環跑到其他的血管造成阻塞。由於血液中含有氧氣，具厭氧特性的牙周病菌若單獨進入血液就會死掉，但牙周病菌受到免疫細胞吞噬後卻能存活下來。也就是說，病菌將免疫細胞當作是移動時的「交通工具」。

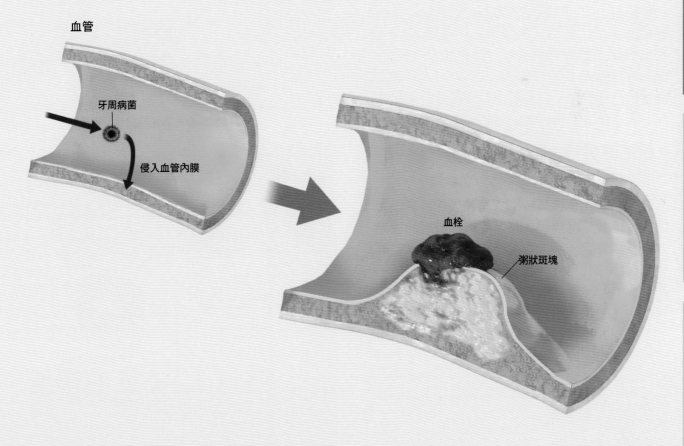

血管

牙周病菌

侵入血管內膜

血栓

粥狀斑塊

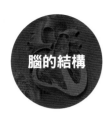

神經細胞之間的
聯合運作變弱

腦在進行精神活動的同時，也負責控制身體動作和感覺，以及透過自律神經和激素維持生命基本的機能。腦的重量約為1200～1500公克。

腦從外側看過去時，大腦和小腦居於後側，隱藏在其內側的部分即「腦幹」。大腦中有負責對應身體各部位的功能分區，例如處理視覺、聽覺等感官訊息的感覺區，下達運動指令的運動區，彙整來自各區訊息、執行高度精神活動的聯合區。

近年來「成人發展障礙」廣受注目，例如有溝通困難的「自閉症光譜障礙」（autism spectrum disorders，ASD）、出現注意力散漫或過動等行為問題的「注意力缺失過動疾患」（Attention-deficit hyperactivity disorder，ADHD）。一般認為腦部特定部位的功能障礙，是由於腦部特定部位的體積異常或神經細胞的排列出現錯誤所致。根據2019年日本厚生勞動省的調查，中高齡世代（40～64歲）的繭居族推估有61萬3000人，已成為嚴重的社會問題。其中有些案例與發展障礙有關，因為無法適應社會生活而選擇閉門不出。

因腦部老化
而引起的疾病

腦部的老化會造成控制身體動作的神經細胞間訊號傳遞速度變慢，以及肌肉和神經的連結功能依序衰退。腦部在進行訊息處理時，並非由各個部位各自處理資訊，而是與各個場所一起合作進行。因此神經細胞間的連結已相繼衰退的中高齡世代，就會發生「身體無法隨心所欲活動」的現象。40多歲以後，腦內會慢慢堆積β類澱粉蛋白、tau蛋白（tau protein）等有害物質。有時會導致神經細胞死亡，並可能引發記憶力衰退、思考能力下降的阿茲海默型失智症。

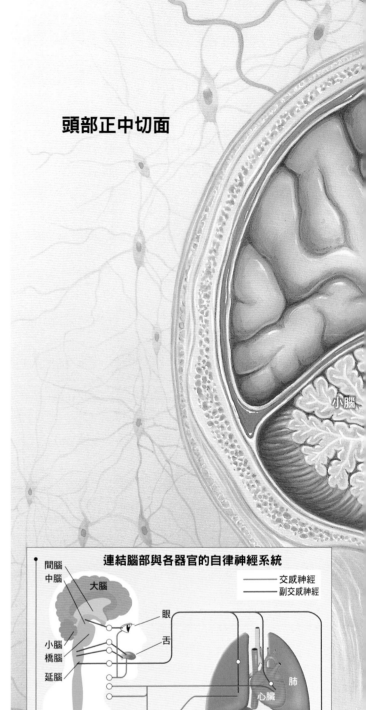

頭部正中切面

小腦

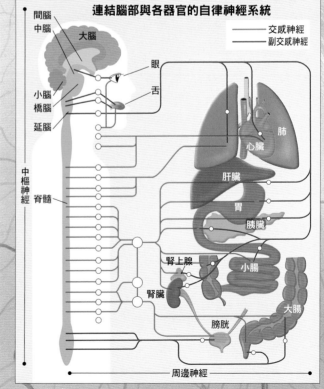

連結腦部與各器官的自律神經系統

間腦
中腦
大腦
小腦
橋腦
延腦
中樞神經
脊髓

—— 交感神經
—— 副交感神經

眼
舌
肺
心臟
肝臟
胃
胰臟
腎上腺
小腸
腎臟
大腸
膀胱

周邊神經

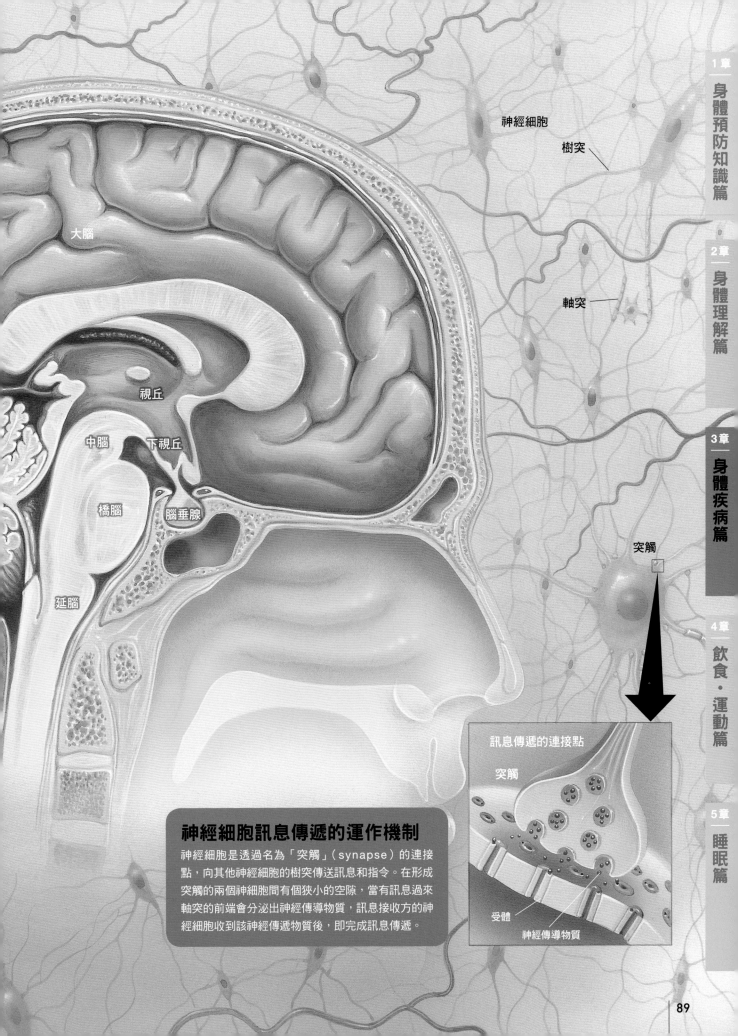

大腦

視丘

中腦　下視丘

橋腦　腦垂腺

延腦

神經細胞

樹突

軸突

突觸

神經細胞訊息傳遞的運作機制

神經細胞是透過名為「突觸」（synapse）的連接
點，向其他神經細胞的樹突傳送訊息和指令。在形成
突觸的兩個神經細胞間有個狹小的空隙，當有訊息過來
軸突的前端會分泌出神經傳導物質，訊息接收方的神
經細胞收到該神經傳導物質後，即完成訊息傳遞。

訊息傳遞的連接點

突觸

受體

神經傳導物質

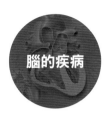

高居死因第4名的
腦血管疾病

根據日本厚生勞動省2019年人口動態統計的資料，死因首位為癌症，第2名是高血壓以外的心臟疾病，第3名是衰老，第4位是腦血管疾病。

　　腦是需要有大量血液供應的器官，流經腦的血液占全身供血量的20%，提供腦部所需能量的葡萄糖和氧氣會隨著血液運送過來。而中高齡世代要特別小心的就是腦血管發生問題。

▎腦血管疾病依部位不同
病名也不一樣

　　腦部主要疾病的「中風」是腦血管障礙的總稱，可分成腦內血管出血的「腦溢血」和腦動脈阻塞的「腦梗塞」兩大類。

　　腦溢血依出血的部位又分為腦內出血和蜘蛛膜下出血（subarachnoid hemorrhage），腦梗塞則依血管阻塞的方式分成腦血栓和腦栓塞。

　　而腦瘤中約有3分之1以上，都是其他器官的癌細胞經由血液流到腦內才引發形成的轉移性腦瘤。　　　　　　　　　　🪐

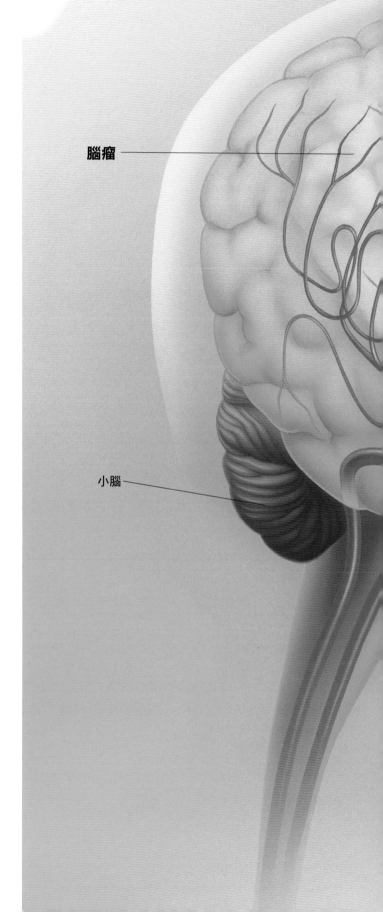

主要的腦動脈與其發病部位

腦瘤

小腦

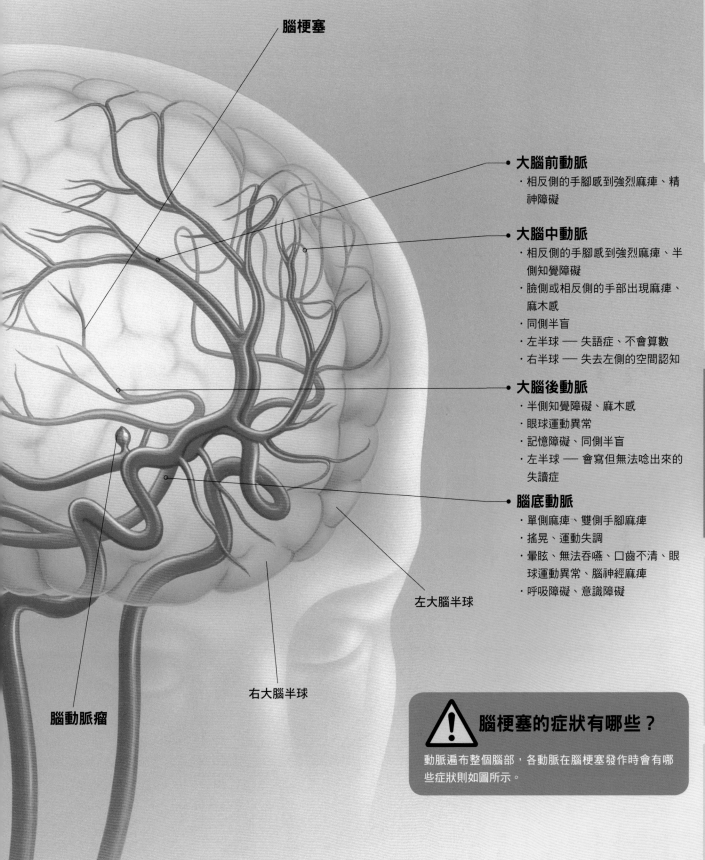

腦梗塞

大腦前動脈
‧相反側的手腳感到強烈麻痺、精
神障礙

大腦中動脈
‧相反側的手腳感到強烈麻痺、半
側知覺障礙
‧臉側或相反側的手部出現麻痺、
麻木感
‧同側半盲
‧左半球 ── 失語症、不會算數
‧右半球 ── 失去左側的空間認知

大腦後動脈
‧半側知覺障礙、麻木感
‧眼球運動異常
‧記憶障礙、同側半盲
‧左半球 ── 會寫但無法唸出來的
失讀症

腦底動脈
‧單側麻痺、雙側手腳麻痺
‧搖晃、運動失調
‧暈眩、無法吞嚥、口齒不清、眼
球運動異常、腦神經麻痺
‧呼吸障礙、意識障礙

左大腦半球

右大腦半球

腦動脈瘤

⚠ **腦梗塞的症狀有哪些？**

動脈遍布整個腦部，各動脈在腦梗塞發作時會有哪
些症狀則如圖所示。

中高齡死因第 2 名的自殺
與憂鬱症的關係

依據日本厚生勞動省公布的2019年人口動態統計月報年計，40～49歲的死因首位為癌症，死因第 2 名為自殺。

憂鬱症與
自殺的相關性

根據厚生勞動省制定的2020年度自殺對策白皮書，2009年到2019年中高齡自殺原因的分析顯示，男性的第 1 名是疾病的煩惱或影響（憂鬱症）23.7％，第 2 名是疾病的煩惱（身體疾病）14.6％，第 3 名是生活艱辛11.2％，第 4 名是負債（多重債務）8.9％。在所有自殺原因當中，又以心理健康問題（憂鬱症）的比例最高。

一般來說自殺的動機大多是有好幾個原因相互影響，因此很難釐清導致自殺的直接原因。中高齡族群中憂鬱症約占所有自殺原因的25％，除此之外的自殺原因則依年齡層不同而有些微差異。

以自殺居死因第 2 名的40～49歲族群為例。40～44歲這個年齡層的自殺原因第 1 名是憂鬱症（25.8％），但其他如夫妻

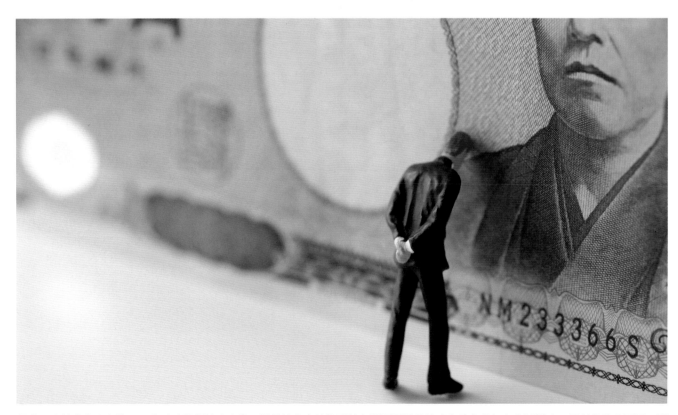

根據厚生勞動省公布的2020年度自殺對策白皮書，常見於中高齡族群的自殺原因是負債（多重負債）和生活艱辛。至於負債的原因，則大多是酒精成癮或賭博成癮。

> 預防社交孤立的情況就能減少自殺

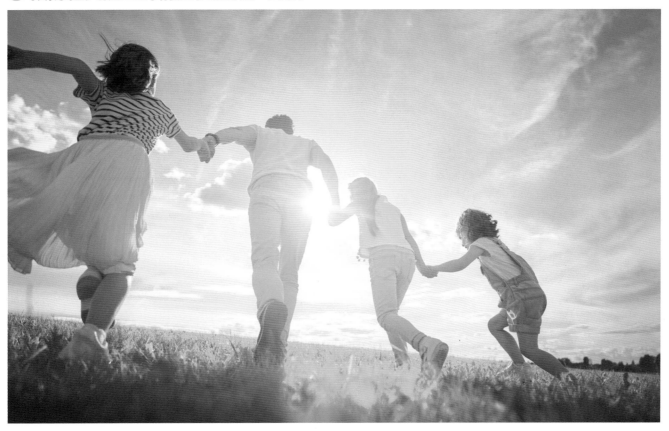

中高齡的自殺原因約有25%是憂鬱症。由於沒有可以商量煩惱的人或環境，使得情況更趨惡化，有時甚至會導致嚴重的憂鬱狀態。找到能毫無保留傾訴自己煩惱的地方或是願意傾聽的朋友，對每一個人來說都是至關重要的。

關係不和（9.4%）、職場人際關係（5.3%）等與人際交往有關的原因也很受到關注。

而45～49歲的自殺原因第1名同樣也是憂鬱症（25.9%），其他的原因則有生活艱辛（9.7%）、多重債務（9.2%）等經濟上的煩惱。

一開始或許是因為人際關係、經濟問題等因素導致憂鬱症發病，但罹患憂鬱症後會無法冷靜地處理問題，且無法找別人商量。在事態逐漸惡化的過程中，可能會加強自殺念頭，甚至真的付諸行動。

懷疑與成癮症有關

引發強烈自殺意念的精神疾病當中，近年來受到矚目的就是成癮症。例如因無法控制而喝酒過量的酒精成癮，沉迷麻將、賽馬等賭博活動且次數頻繁或賭注越下越大造成經濟困窘的賭博成癮。

為了試圖緩解憂鬱的症狀，很多人反而因過度飲酒或賭博導致成癮，進而衍生出家庭、經濟等各種層面的問題，甚至最終以破產收場。

引發成癮症的導火線是社交孤立。解決的關鍵則在於不要獨自背負所有的煩惱，多交幾個可以傾訴心情的朋友，找到能夠坦率說出自己感受的容身之處。

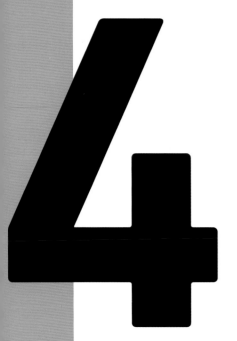

40歲後的
飲食・運動篇

邁入中年世代後,發病風險最高的就是糖尿病。
若血液中的葡萄糖濃度長期處於過高的狀態就
會出現併發症,但初期幾乎沒有任何自覺症狀,因此
40多歲的人即使診斷出糖尿病,每2人中也只有1人
會持續接受治療。但若繼續放任不管造成糖尿病的症
狀惡化,則會引發腦梗塞、心肌梗塞、癌症等更嚴重
的併發症,並提早進入紅區。第4章的主題是糖尿病
的預防及相關的飲食及運動事項。

協助（第 96～111 頁） 石澤香野／監修（第 111～121 頁）山田悟

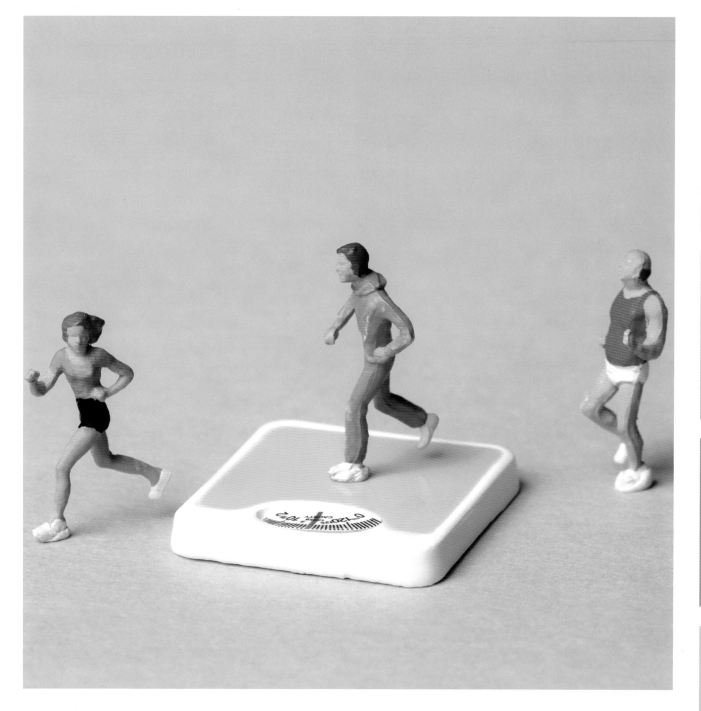

1章　身體預防知識篇

2章　身體理解篇

3章　身體疾病篇

4章　飲食・運動篇

5章　睡眠篇

中高齡與
糖尿病

男性從40歲、女性從50歲開始
罹患糖尿病的可能性逐漸升高

根據國際糖尿病聯盟（International Diabetes Federation）的報告，2019年全球有4億6300萬成人（20～79歲）患有糖尿病，比起1980年代增加了4倍。

其中亞洲地區的患者人數，更是呈現爆發性增加的趨勢。

日本約有1000萬人疑似罹患糖尿病

此外，在日本厚生勞動省於2016年發布的「國民健康營養調查」中，推估極可能患有糖尿病的日本人約有1000萬人。從糖尿病調查開始以來，這個數字一直都在增加之中，因此若說糖尿病是國民病一點也不為過。而根據國家衛生研究院統計的「2019台灣糖尿病年鑑」，台灣糖尿病盛行率已經超過11％，患者人數已經超過230萬人。

糖尿病又分為第一型糖尿病、第二型糖尿病、妊娠糖尿病和其

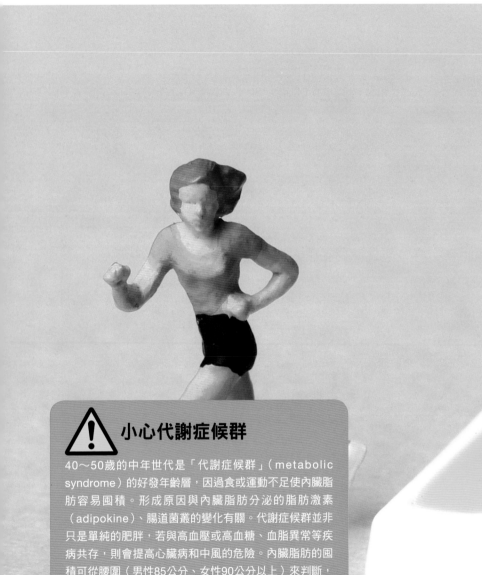

⚠ 小心代謝症候群

40～50歲的中年世代是「代謝症候群」（metabolic syndrome）的好發年齡層，因過食或運動不足使內臟脂肪容易囤積。形成原因與內臟脂肪分泌的脂肪激素（adipokine）、腸道菌叢的變化有關。代謝症候群並非只是單純的肥胖，若與高血壓或高血糖、血脂異常等疾病共存，則會提高心臟病和中風的危險。內臟脂肪的囤積可從腰圍（男性85公分、女性90公分以上）來判斷，平常除了體重外也要測量腰圍，如果發現腰圍增加請及早改變飲食習慣或者增加運動量。

他類型糖尿病，其中9成以上皆屬於因不良生活習慣日積月累所導致的「第二型糖尿病」。

預防糖尿病必須調整生活型態

東京女子醫科大學糖尿病中心的石澤香野博士，曾發出警訊提醒40歲以上的人尤其要小心糖尿病。

「第二型糖尿病的好發年齡，不論男女都是過了40歲以後。與糖尿病有密切關聯的代謝症候群，也是從男性40歲、女性50歲後開始急速地增加。」

根據前述「國民健康營養調查」的數據，判定為很可能有糖尿病（糖化血色素值超過6.5%）的人，40～49歲的男性為6.8%、女性為3.5%，50～59歲的男性為18.6%、女性為4.7%，60～69歲的男性為24.8%、女性為12.8%，70歲以上的男性為24.6%、女性為15.7%，比例隨著年齡增加而上升。

從這項統計可以得知，中年世代只要確實了解糖尿病並審視自己的生活型態，就能夠大大降低罹患糖尿病的風險。

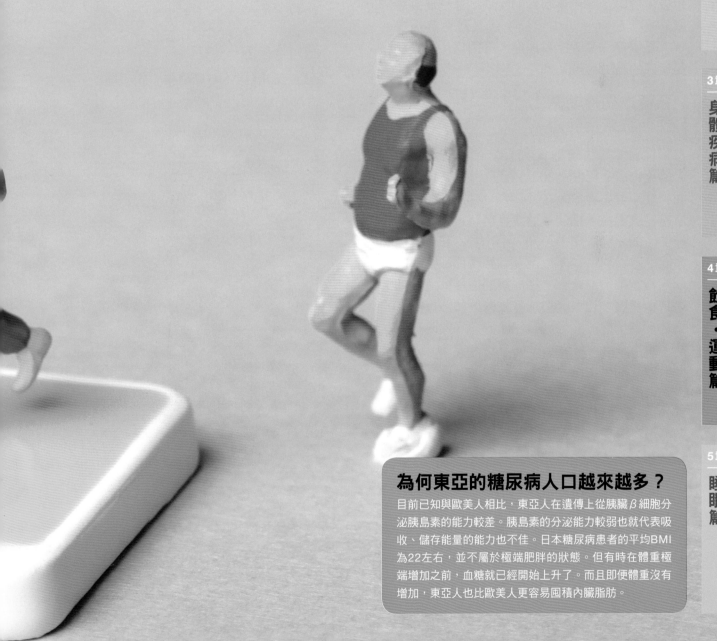

為何東亞的糖尿病人口越來越多？

目前已知與歐美人相比，東亞人在遺傳上從胰臟β細胞分泌胰島素的能力較差。胰島素的分泌能力較弱也就代表吸收、儲存能量的能力也不佳。日本糖尿病患者的平均BMI為22左右，並不屬於極端肥胖的狀態。但有時在體重極端增加之前，血糖就已經開始上升了。而且即便體重沒有增加，東亞人也比歐美人更容易囤積內臟脂肪。

預防及治療糖尿病的目標是健康長壽

「血糖值」就是血液中的葡萄糖濃度，若一直處於過高的狀態，則可能造成血管受損或是阻塞。「糖尿病如果放任不管，可能加速全身的動脈硬化，面臨血管年齡未老先衰的風險」（石澤博士）。

造成血管損傷的糖尿病會引發各種各樣的併發症。例如小血管併發症的糖尿病神經病變、視網膜病變、腎病變；大血管併發症的心肌梗塞、腦梗塞、下肢周邊動脈阻塞疾病。糖尿病也會併發與全身代謝有關的疾病，並提高罹患脂肪肝、睡眠呼吸中止症、骨質疏鬆症、骨折、憂鬱症、失智症、癌症、牙周病、傳染病等疾病的風險。

若糖尿病持續惡化便無法維持健康

根據日本厚生勞動省2016年的調查，日本人的平均壽命男性為80.98歲、女性87.14歲，而男性的健康壽命為72.14歲、女性74.79歲。所謂健康壽命，指的是健康且擁有正常生活功能的時間。從數據中可知，平均壽命和健康壽命間的差距約有10年以上，需要醫療和照護的期間相當地長。此外，糖尿病的慢性併發症如果持續發展，也可能增加各種醫療和照護的必要性。為了盡可能地延長健康壽命，預防糖尿病，阻止其病程發展都是很重要的。

最好定期接受健康檢查，若診斷為糖尿病預備隊就應趁早前往專業醫療機構就診，接受適當的治療，然後以長遠的角度審視自己的生活型態，並檢查全身有無併發症。

對全身造成損傷的糖尿病

以下彙整出糖尿病所引起的各種症狀。糖尿病視網膜病變、糖尿病腎病變、糖尿病神經病變合稱「糖尿病三大併發症」。

腦梗塞

症狀及原因
由於供應氧氣、營養至腦部的動脈發生堵塞，造成該腦部區域壞死的疾病。若長期處於高血糖的狀態，血管會變得脆弱、容易阻塞，導致腦梗塞的發生率上升。

缺血性心臟病（心肌梗塞、狹心症）

症狀及原因
供應心臟氧氣、營養的「冠狀動脈血管」阻塞或變窄，使得心臟肌肉（心肌）因為缺氧而壞死。有研究結果指出，美國近7成的糖尿病患者都是死於腦梗塞或是心肌梗塞。

傳染病

症狀及原因
罹患糖尿病，在高血糖的狀態下，會讓身體防禦相關的「白血球」功能變差，因此容易得到肺炎、膀胱炎、牙周炎、感冒之類的傳染病。

糖尿病腎病變

症狀及原因
血液中的廢物會經由腎臟過濾，形成尿液排出體外。一旦腎臟的血管受到高血糖傷害，過濾機能下降，最終可能引起腎臟功能幾乎喪失的「腎衰竭」、甚至死亡。
糖尿病腎病變已經是目前造成國人腎衰竭而需要接受血液透析（代替腎臟排除身體代謝廢物的醫療行為）最主要的原因。

※：糖尿病一旦發作，尿量會變得非常多，因此日本江戶時代曾將糖尿病叫做「尿崩」，後來發現尿液有甜味又含糖分才改稱為「糖尿病」。現在已知問題並不是出在糖尿（glycosuria），而是尿中有糖出現時代表血糖值已經高到某種程度，因此開發出即時測量血糖值的技術。

昏迷

症狀及原因

胰島素能刺激細胞吸收葡萄糖來供給能量需求。可是當糖尿病影響到胰島素的功效，即便血液中存在著大量葡萄糖，也無法吸收進入細胞內，因此造成細胞處於「飢餓狀態」。可能會引起意識不清的症狀，嚴重的話甚至是昏迷或死亡。

糖尿病視網膜病變

症狀及原因

若長期血糖過高會使得血管變脆弱，運送氧氣至視網膜的血管阻塞。視網膜在缺氧狀態下引發新生血管增生，但新生的血管非常脆弱容易破裂出血，因而導致眼睛功能受損或是失明。

糖尿病引起視網膜病變是目前造成失明的重要原因。

動脈硬化

症狀及原因

糖經過氧化等化學反應後會損傷血管的內壁。若一直處於高血糖的狀態，血管會慢慢劣化並變硬。動脈硬化也可能引發腦梗塞、心肌梗塞、周邊動脈阻塞疾病等。

糖尿病神經病變

症狀及原因

若長期血糖過高，供給氧氣給神經細胞的微血管循環變差，會造成感覺神經或運動神經的訊息傳遞出現問題。甚至導致神經細胞功能異常，手腳末端出現疼痛或麻木感。

周邊動脈疾病（足部壞死）

症狀及原因

由於下肢的動脈變狹窄或是阻塞，血液循環變差，雙腳出現疼痛、麻木、冰冷等症狀。糖尿病神經病變會讓感覺變遲鈍，也可能因為沒注意到腳趾受傷或是血管阻塞造成傷口不易癒合，最後導致足部壞死。

糖尿病增加的原因

日本人的飲食西化及運動不足等多種因素

為何罹患糖尿病的人口呈現增加的趨勢呢？石澤博士對於日本糖尿病患者人數上升的說明如下：「第二次世界大戰後，日本人的總熱量、碳水化合物攝取量與戰前相比雖然減少，但攝取肉類及乳製品的機會變多，因此大大增加了動物性脂肪中飽和脂肪酸的攝取量（請參見下圖）」。

再加上汽車、電器產品的普及，民眾的運動機會變少，自認為肥胖或肌肉量減少的人也越來越多了。「各種問題交相錯雜在一起後，就導致了糖尿病患者人數呈現增長的態勢」（石澤博士）。

糖尿病的致病機制

糖尿病的特徵是血液中的葡萄

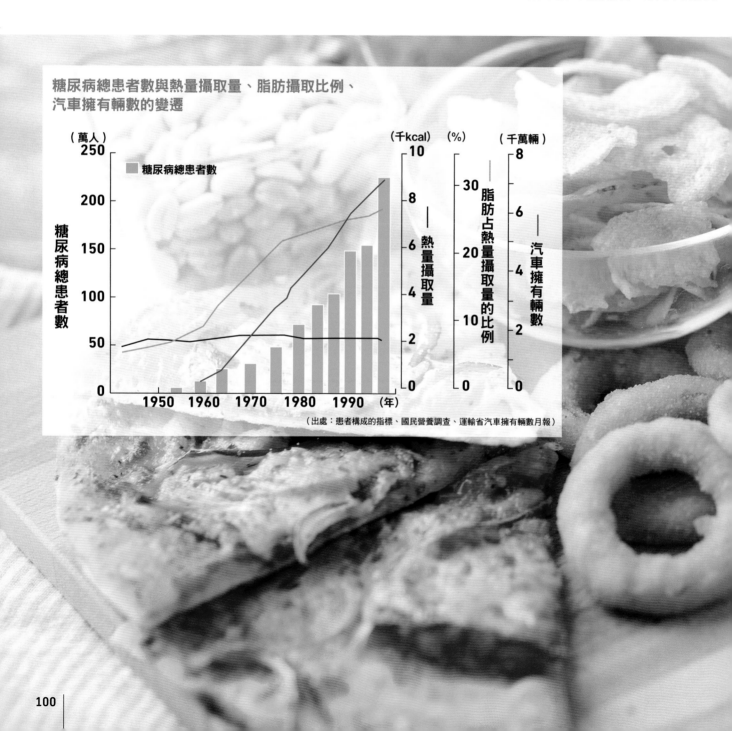

糖尿病總患者數與熱量攝取量、脂肪攝取比例、汽車擁有輛數的變遷

（出處：患者構成的指標、國民營養調查、運輸省汽車擁有輛數月報）

糖含量偏離正常範圍，呈現高血糖的狀態。

容易得到或是不容易得到第二型糖尿病的關鍵，在於體內的胰島素是否能發揮功效。胰島素是從胰臟中的β細胞所分泌的激素，當吃東西後，血糖就會升高並刺激胰島素增加分泌量。在胰島素的作用下，血液中的葡萄糖被身體的組織吸收並作為能量的來源。

當胰島素功能正常時，進食後血液中的葡萄糖會迅速進入肝臟和肌肉、脂肪組織之中，因此血糖值能夠維持在100mg/dL左右的濃度。

血糖無法維持在一定的數值

可是隨著年紀漸長，胰臟分泌胰島素的能力衰退、肥胖和內臟脂肪堆積（代謝症候群）、運動不足導致肌肉的代謝率變差等等，都會使得對胰島素的敏感性降低（胰島素抗性）。導致血糖無法維持在一定的數值內，變成慢性的高血糖狀態，也就是已經發展成糖尿病了。

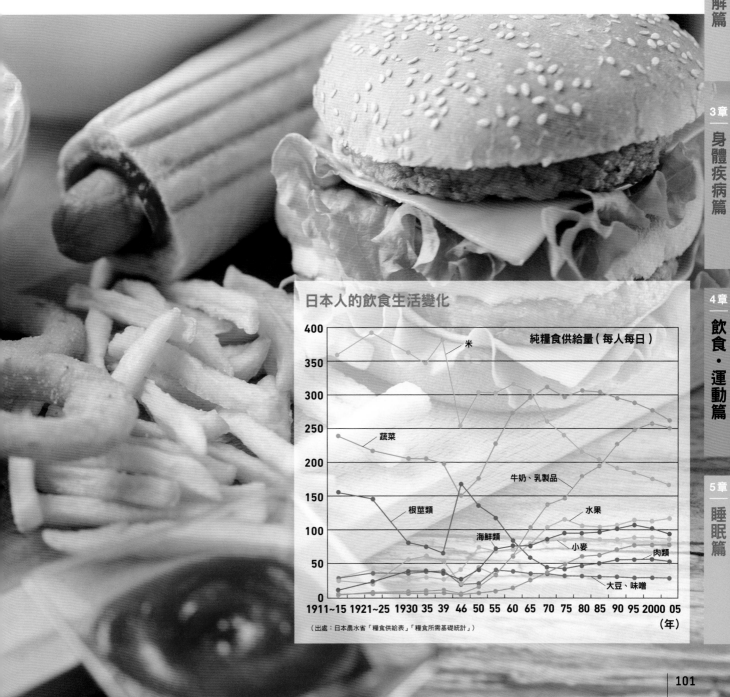

日本人的飲食生活變化

純糧食供給量（每人每日）

米

蔬菜

根莖類

牛奶、乳製品

水果

海鮮類

小麥

肉類

大豆、味噌

1911~15 1921~25 1930 35 39 46 50 55 60 65 70 75 80 85 90 95 2000 05
（年）

（出處：日本農水省「糧食供給表」「糧食所需基礎統計」）

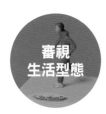

對於生活習慣累積而成的疾病
最有效的方法是改變生活型態

糖尿病是因為長期的飲食與生活習慣所造成的疾病。當診斷為糖尿病或糖尿病前期時，就代表那個時期的身體容易出現高血糖，且隨著年紀越大血

糖更易升高。再不改變生活習慣的話，症狀只會越來越嚴重。預防和改善糖尿病的關鍵，在於調整自己的生活型態。

改善生活習慣比吃藥更有預防效果

石澤博士認為比起藥物治療，改變包含飲食在內的生活習慣對

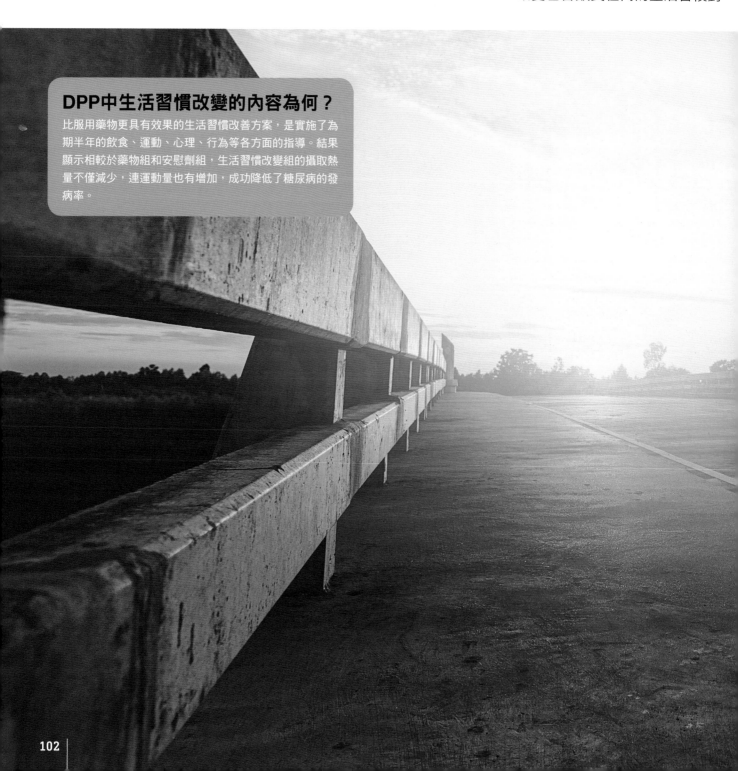

DPP中生活習慣改變的內容為何？

比服用藥物更具有效果的生活習慣改善方案，是實施了為期半年的飲食、運動、心理、行為等各方面的指導。結果顯示相較於藥物組和安慰劑組，生活習慣改變組的攝取熱量不僅減少，連運動量也有增加，成功降低了糖尿病的發病率。

糖尿病的預防效果更好。

1996年到2001年期間，美國曾進行過一項糖尿病防治計畫（Diabetes Prevention Program，DPP），將3234位屬於糖尿病前期葡萄糖耐受性異常（impaired glucose tolerance）的受試者隨機分成三組，分別為藥物組（每天服用糖尿病常用藥Metformin）、生活習慣改變組（接受半年飲食、運動、心理、行為等生活習慣的改善指導）和安慰劑組，比較確認各組的糖尿病發病率。

經過約2.8年的追蹤調查，結果顯示安慰劑組罹患糖尿病的風險降低了11％，藥物組降低了31％、生活習慣改變組降低了58％。而且相較於藥物組，生活習慣改變組在往後的10年以上，仍能持續減少罹患糖尿病的風險。

根據這項調查結果可知，生活習慣的改善在糖尿病預防上的重要性。

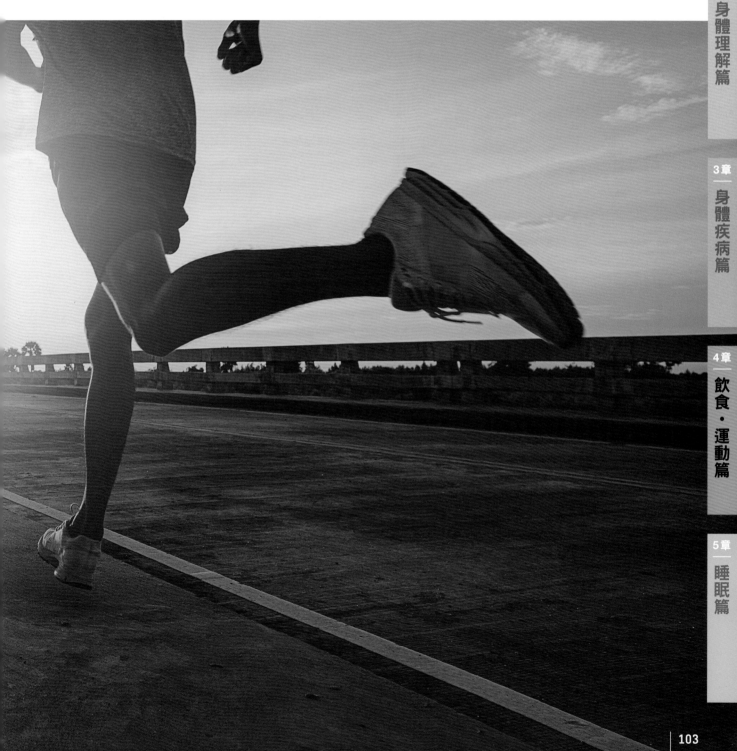

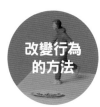

審視生活型態的同時
也要分階段處理壓力

包含飲食行為在內的生活習慣，與日常生活的規律、價值觀等關係密切，在實際調整的時候困難也常隨之而來。「糖尿病患者大多都有diabetes-related distress（糖尿病相關困擾），也可能因此而引發憂鬱症。然而，尚未接受糖尿病治療的人或還沒有診斷出糖尿病的人，並不認為自己處於壓力狀態，因此可以視為是因為生活習慣的修正、複雜的治療所帶來的心理負擔」（石澤博士）。那麼，究竟該如何審視自己的生活型態呢？

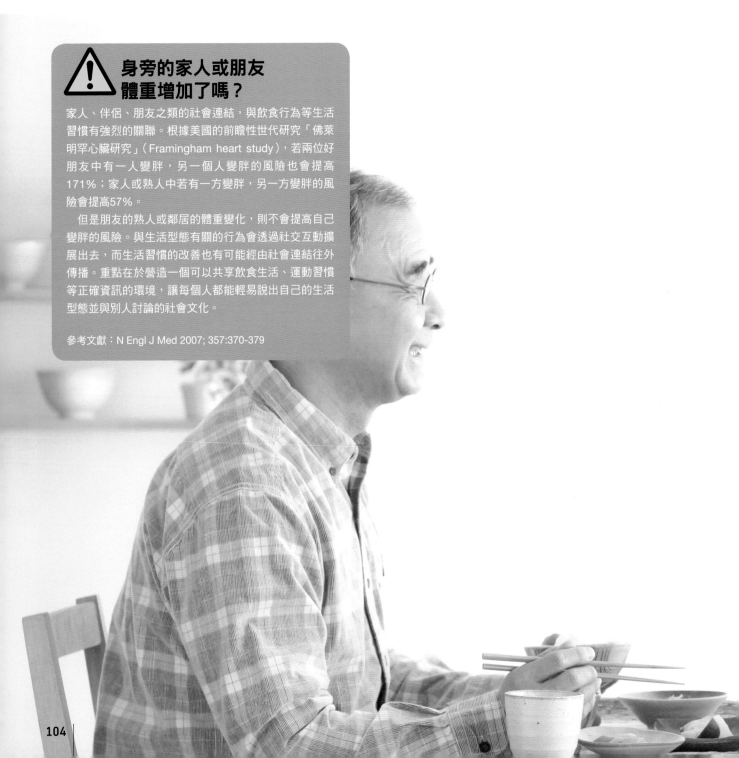

⚠ 身旁的家人或朋友
體重增加了嗎？

家人、伴侶、朋友之類的社會連結，與飲食行為等生活習慣有強烈的關聯。根據美國的前瞻性世代研究「佛萊明罕心臟研究」（Framingham heart study），若兩位好朋友中有一人變胖，另一個人變胖的風險也會提高171%；家人或熟人中若有一方變胖，另一方變胖的風險會提高57%。

但是朋友的熟人或鄰居的體重變化，則不會提高自己變胖的風險。與生活型態有關的行為會透過社交互動擴展出去，而生活習慣的改善也有可能經由社會連結往外傳播。重點在於營造一個可以共享飲食生活、運動習慣等正確資訊的環境，讓每個人都能輕易說出自己的生活型態並與別人討論的社會文化。

參考文獻：N Engl J Med 2007; 357:370-379

在擁有自我效能感的同時逐步改變生活習慣

石澤博士建議在改善生活習慣之前，必須先學習正確的知識且經過思考，說道：「如果對調整生活型態提不起勁的話，也不需要立即就做出改變。不妨依照自己的價值觀和人生規劃，先從能夠自我挑戰的行為中縮小範圍，比如減少不良嗜好、禁菸等，有計畫性地開始進行即可。」

或是先理解行為的改變得歷經「沉思前期」、「沉思期」、「準備期」、「行動期」、「維持期」等階段，有意識地引導自己逐步做出改變也是個有效的方法。而在改善飲食和運動習慣的時候，最好找個可以商量的朋友、能一起執行的同伴，避免一個人獨自煩惱。「調整生活型態的關鍵，在於不要過度放大自己做不到的部分，而是將焦點放在自己已經做到的部分，接受自己負面情緒的同時也要提升自我效能感」（石澤博士）。

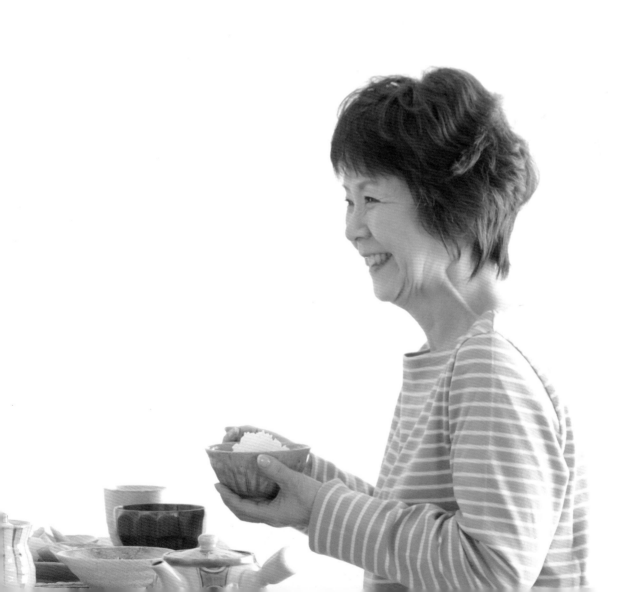

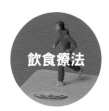

肥胖和代謝症候群
要自覺地減少5%體重

中年世代（40～50歲左右）的體重若比20歲前後增加了5公斤以上，罹患第二型糖尿病的風險也會隨之升高。此外，當BMI值超過代表過重的25、腰圍超過85～90公分，就有可能是罹患了內臟脂肪堆積的代謝症候群，也要特別留意。

「符合上述數值的人，必須在半年內將體重減輕5%，才能有效預防糖尿病等生活習慣病」（石澤博士）。那麼，該如何著手改善自己的飲食生活呢？

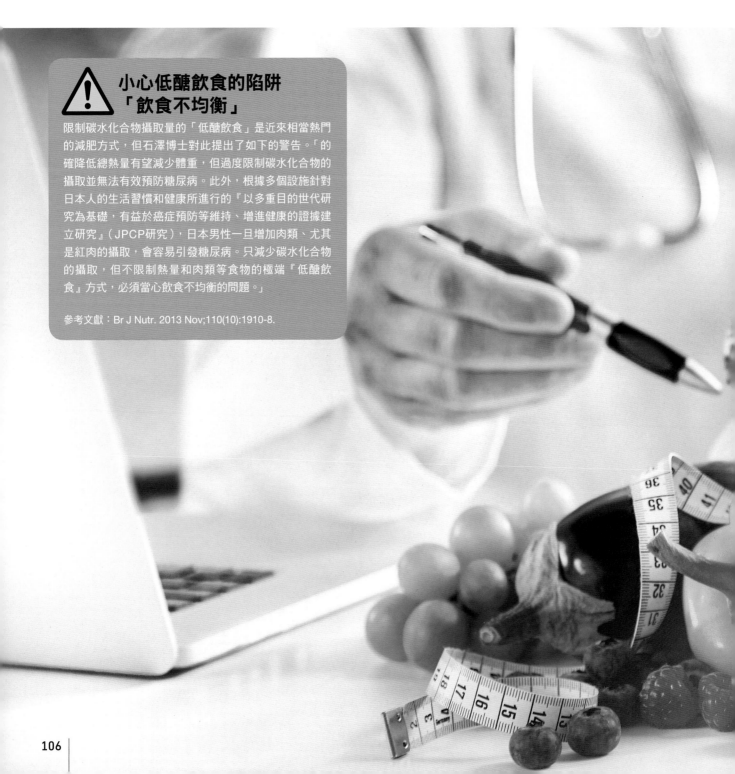

⚠ 小心低醣飲食的陷阱「飲食不均衡」

限制碳水化合物攝取量的「低醣飲食」是近來相當熱門的減肥方式，但石澤博士對此提出了如下的警告。「的確降低總熱量有望減少體重，但過度限制碳水化合物的攝取並無法有效預防糖尿病。此外，根據多個設施針對日本人的生活習慣和健康所進行的『以多重目的世代研究為基礎，有益於癌症預防等維持、增進健康的證據建立研究』（JPCP研究），日本男性一旦增加肉類、尤其是紅肉的攝取，會容易引發糖尿病。只減少碳水化合物的攝取，但不限制熱量和肉類等食物的極端『低醣飲食』方式，必須當心飲食不均衡的問題。」

參考文獻：Br J Nutr. 2013 Nov;110(10):1910-8.

第一步是訂出
適當的 1 日總熱量

首先得了解自己每天應該要從飲食中攝取多少熱量。以65歲以下的成人為例，計算方式是將身高（公尺）的平方乘以BMI值22（大概值）求出標準體重，再乘上代表身體活動程度的能量係數30 大卡左右（基準值）。能量係數也必須隨著體重而變化。

舉例來說，現年50歲，身高175公分的人，其標準體重應該落在67.4 公斤。但假設他目前是175公分，體重90公斤，BMI值為29.3屬於過重。若將能量係數設定在26，則每天所需的總熱量為1760大卡。

在2019年以後的糖尿病診療指南中，已經將營養素的均衡改為視個別情況調整。

「不需要限制碳水化合物和脂質的攝取量，但最好不要攝取過多富含飽和脂肪酸的食物（肉類、泡麵、鮮奶油、奶油、巧克力等）以及會讓血壓上升的鹽分」（石澤博士）。

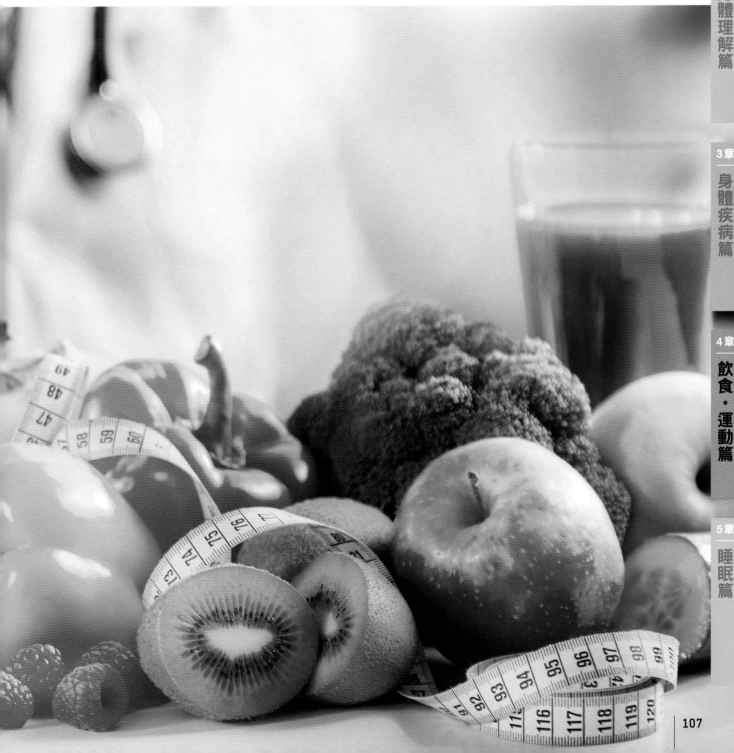

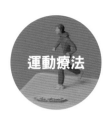

提高肌肉溫度的有氧運動
配合維持肌肉量的運動

對中年世代來說哪些運動是必要的呢？首選即每星期進行150分鐘以上、中等強度的有氧運動。所謂中等強度以上，指的是「能輕鬆持續乃至些許吃力」的運動。若以脈搏來判斷，就是50歲以下的人，脈搏數落在100～120／分；50歲以上的人，脈搏數在100／分以下。可以的話，最好以每天20～60分鐘，每星期進行3～5次以上為目標。

有氧運動的種類很多，比如走路、騎腳踏車、慢跑、游泳等。

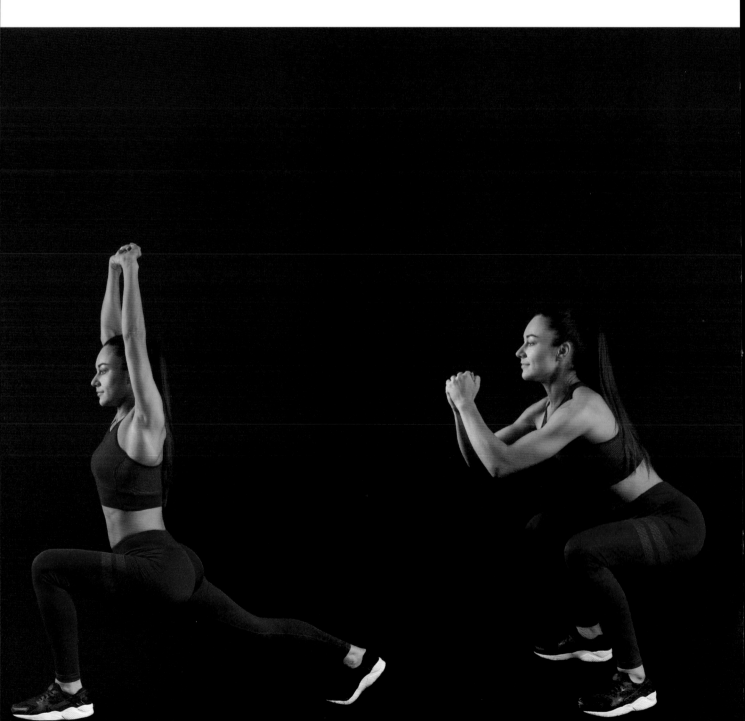

然後加入維持肌肉量的運動

為了維持容易隨年齡增長而減少的肌肉量，建議每星期進行2～3次的阻力運動（讓肌肉承受負荷的運動）。與有氧運動搭配著一起做，除了能維持肌肉量還能有效降低血糖值。

阻力運動有仰臥起坐、啞鈴、伏地挺身、深蹲等種類。若一開始就選擇超過自身負荷的運動，不但無法持續還會造成身體疼痛，所以請在不勉強的範圍內完成動作就好。在游泳池內進行水中漫步，也是相當推薦的阻力運動之一。

「運動可以促進血液中的葡萄糖和脂肪酸進入細胞中被利用，不僅會讓血糖值下降，透過改善肌肉代謝還能達到改善胰島素抗性及強化心肺功能的效果」（石澤博士）。只要飲食療法和運動療法雙管齊下，就能逐步減輕體重、改善生活品質，如果能趁著工作中間的空檔適度運動，也比較容易維持得長久。

阻力運動的效果

透過阻力運動能活動到支配肌纖維的神經系統，讓肌肉量增加。根據研究發現，平均年齡90歲的老年人也還能增加肌肉量。

參考文獻：久野譜也、村上晴香、馬場紫乃、金俊東等人《高齡者的肌肉特性與肌力訓練》體力科學 2003；52:17-30.20-21P,28P

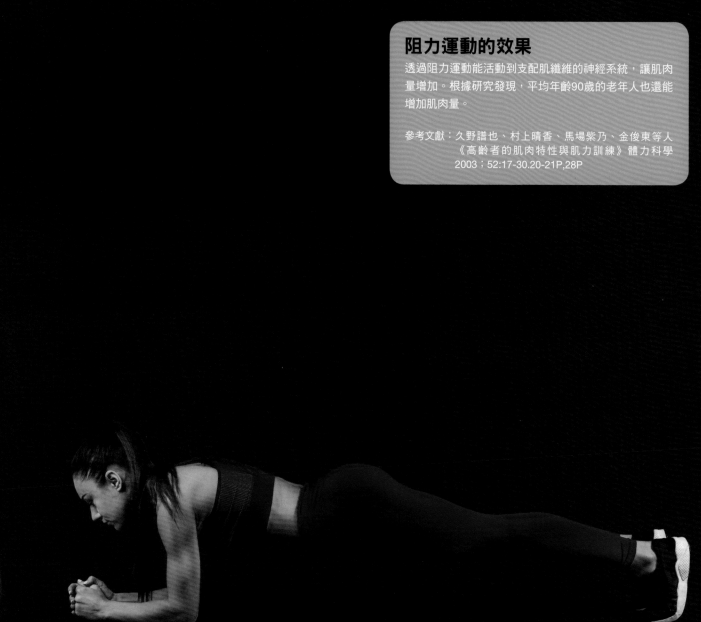

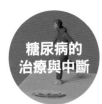

在很可能有糖尿病的40多歲男性中
每2人就有1人未接受治療

根據日本厚生勞動省2016年的「國民健康營養調查」，糖尿病的平均治療率男性為78.7%、女性74.1%，換句話說每4～5人中就有1人沒有接受治療。

尤其是很可能有糖尿病的中年世代（40～49歲）男性，有48.5%的人都未接受必要的治療。針對其背後的原因，石澤博士的分析如下：「我認為是因為中年世代大多正處於擔負責任的角色，要將就醫排入忙碌的工作行程內的確有困難。在繁忙的每一天中，也難以將飲食療法或運

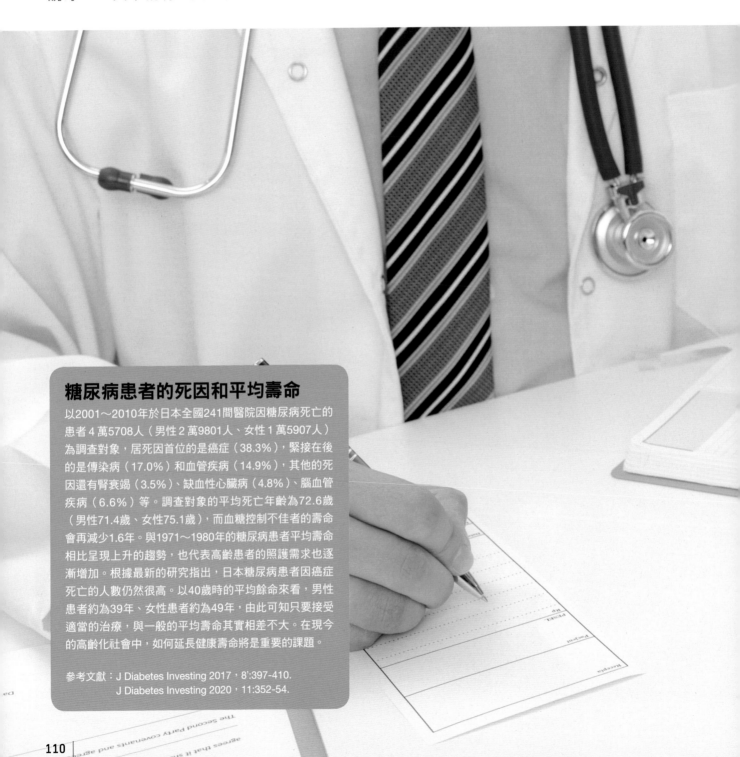

糖尿病患者的死因和平均壽命

以2001～2010年於日本全國241間醫院因糖尿病死亡的患者4萬5708人（男性2萬9801人、女性1萬5907人）為調查對象，居死因首位的是癌症（38.3%），緊接在後的是傳染病（17.0%）和血管疾病（14.9%），其他的死因還有腎衰竭（3.5%）、缺血性心臟病（4.8%）、腦血管疾病（6.6%）等。調查對象的平均死亡年齡為72.6歲（男性71.4歲、女性75.1歲），而血糖控制不佳者的壽命會再減少1.6年。與1971～1980年的糖尿病患者平均壽命相比呈現上升的趨勢，也代表高齡患者的照護需求也逐漸增加。根據最新的研究指出，日本糖尿病患者因癌症死亡的人數仍然很高。以40歲時的平均餘命來看，男性患者約為39年、女性患者約為49年，由此可知只要接受適當的治療，與一般的平均壽命其實相差不大。在現今的高齡化社會中，如何延長健康壽命將是重要的課題。

參考文獻：J Diabetes Investing 2017，8'：397-410.
J Diabetes Investing 2020，11：352-54.

動療法列為優先考量，因此才放棄了前往就醫或定期回診。」

依據2014年「糖尿病中斷就醫對策綜合指南」製作工作小組的資料，糖尿病的年度就醫中斷率為8%，其中又以50多歲的男性最多。沒有自覺症狀的糖尿病，由於身體並沒有不舒服，因此比起治療，通常會以工作為優先選擇。

視訊診療的普及或許會成為關鍵

糖尿病的病理狀態和併發症有很多種，每個人的差異性極大，因此石澤博士認為初診一定要前往醫院接受醫師的診療和必要的相關檢查。

「今後也許視訊診療或線上特定衛教指導會變得普及化，希望能打造一個讓忙碌的中年世代也可以定期回診和治療，維持健康生活型態的環境。但如果血糖控制不好或是出現症狀、需要精密檢查時，還是必須儘速就醫診治」（石澤博士）。

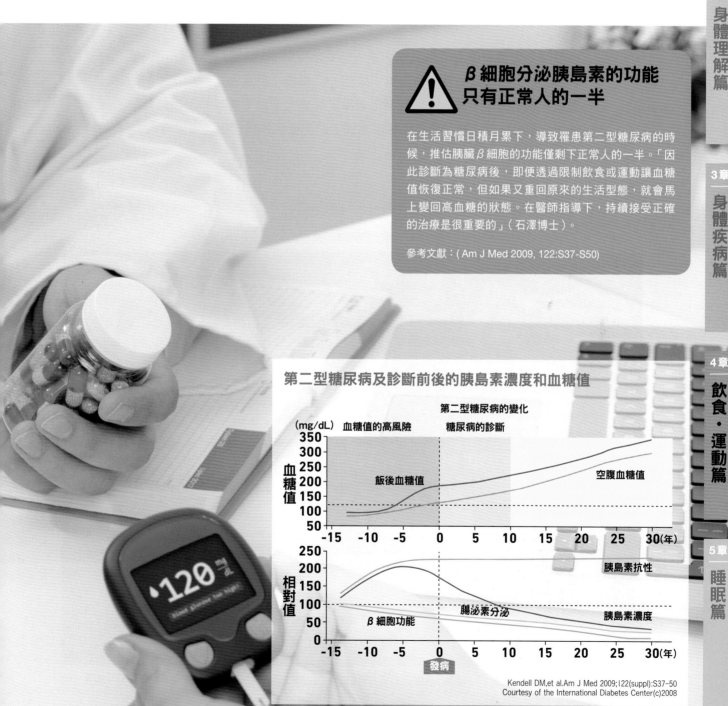

⚠ β 細胞分泌胰島素的功能只有正常人的一半

在生活習慣日積月累下，導致罹患第二型糖尿病的時候，推估胰臟 β 細胞的功能僅剩下正常人的一半。「因此診斷為糖尿病後，即便透過限制飲食或運動讓血糖值恢復正常，但如果又重回原來的生活型態，就會馬上變回高血糖的狀態。在醫師指導下，持續接受正確的治療是很重要的」（石澤博士）。

參考文獻：（Am J Med 2009, 122:S37-S50）

第二型糖尿病及診斷前後的胰島素濃度和血糖值

第二型糖尿病的變化

血糖值的高風險　糖尿病的診斷

（mg/dL）

血糖值　350 300 250 200 150 100 50

飯後血糖值　空腹血糖值

-15 -10 -5 0 5 10 15 20 25 30（年）

相對值　250 200 150 100 50 0

β 細胞功能　腸泌素分泌　胰島素抗性　胰島素濃度

-15 -10 -5 0 5 10 15 20 25 30（年）

發病

Kendell DM, et al. Am J Med 2009;122(suppl):S37-50
Courtesy of the International Diabetes Center(c)2008

攸關健康的
脂肪和糖新常識

沒必要控制脂質的攝取？過度限制醣類對健康有害？
從科學的角度學習脂質和醣類的相處之道

一般認為想要變健康或減肥就必須「避免油膩的食物或甜食」，超市、便利商店架上也都陳列著許多強調「低脂」、「低醣」的食品。然而，控制脂質或醣類對健康、減肥有何效果？效果又有多大？以下將以科學證據為基礎，介紹與脂質、醣類的正確相處方式，避免受到各種資訊混淆誤導。

監修｜**山田 悟**
日本北里大學北里研究所醫院 院長輔佐・糖尿病中心主任

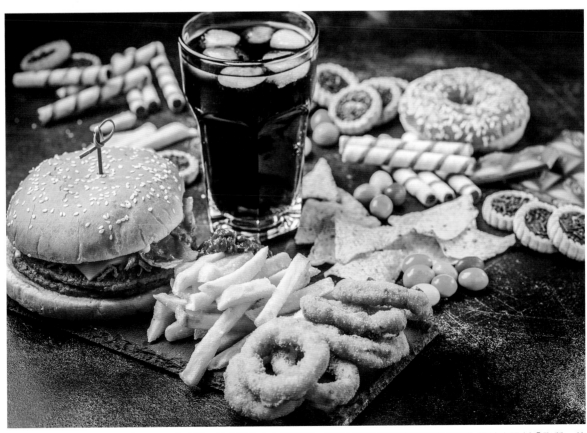

以往認為像照片中含大量「脂質」、「醣類」的食品有害身體健康，但近年來的研究卻指出沒必要為了健康限制「脂質」的攝取量，完全顛覆了過去的常識。

現代先進社會的食物既豐富又多樣，而且早已邁入「飽食時代」。可是考量到健康或體態，也不能總是隨心所欲地想吃什麼就吃什麼。很多人都會在飲食中控制米飯、麵包等碳水化合物，或是點心之類的甜食、炸物等油膩食物的攝取量。

代謝症候群帶來的威脅

若只吃自己喜歡吃的東西，多數人都會變胖。肥胖又分為脂肪附著在皮膚和肌肉間的皮下脂肪型，以及囤積在內臟周圍的內臟脂肪型。中高齡男性常見的大肚腩，就是內臟脂肪型肥胖的特徵。

內臟脂肪型肥胖與「血脂異常」、「飯後高血糖」、「高血壓」等問題（詳情請見後述）有密切的關係，內臟脂肪型肥胖若有上述兩項以上的問題即可以判定為「代謝症候群」。一旦有代謝症候群，便會提高罹患糖尿病之類被統稱為「生活習慣病」的疾病及癌症、「動脈硬化」等各種疾病的風險。

健康的血管就如橡膠般一樣柔軟，但是動脈若持續硬化，血管就會逐漸變硬，使血液的流動不順。之後可能在某一天突然產生血栓（血塊）堵住血流或者是血管破裂，而出現腦中風、心肌梗塞等危及性命的狀況。

醣類和脂肪酸的分類

【富含的食物】

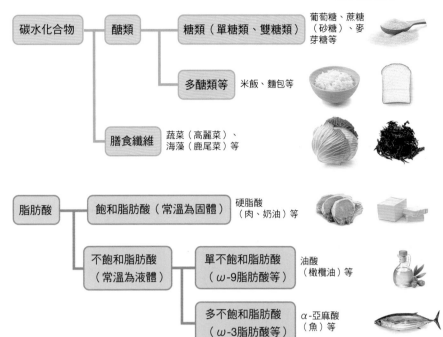

葡萄糖、蔗糖（砂糖）、麥芽糖等

米飯、麵包等

蔬菜（高麗菜）、海藻（鹿尾菜）等

硬脂酸（肉、奶油）等

油酸（橄欖油）等

α-亞麻酸（魚）等

醣類加上膳食纖維即碳水化合物。醣類按照分子結構又分單糖類、雙糖類、多醣類等，單糖類和雙糖類合起來稱為糖類。中性脂肪是食物中脂質的主要成分，由甘油和脂肪酸結合而成。脂肪酸依構造又分成飽和脂肪酸和不飽和脂肪酸，富含飽和脂肪酸的中性脂肪在常溫下為固體，富含不飽和脂肪酸的中性脂肪在常溫下為液體。不飽和脂肪酸又可分為兩種，分別是單不飽和脂肪酸（ω-9脂肪酸等）和多不飽和脂肪酸（ω-3脂肪酸、ω-6脂肪酸等）。

何謂熱量、醣類、脂質？

一般來說要避免代謝症候群及相關的疾病，必須注意攝取過多的「熱量」、「醣類」和「脂質」。因此，接下來先針對這三項的基礎知識來做說明。

人是從食物中獲取身體活動所需的熱量，主要的熱量來源是稱為三大營養素的「醣類」、「脂質」和「蛋白質」。

一般人聽到的「卡路里」並不是特定的營養素，而是食物所含熱量的單位。1000卡路里（kcal）等於1大卡，是指讓1公斤的水溫度上升1℃的熱量。1公克的醣類能提供4大卡的熱量[※1]，脂質為9大卡，蛋白質為4大卡。

醣類又稱為碳水化合物，但涵蓋的範圍略有差異（上圖）。碳水化合物是碳和水以多種比例組成的化合物，其中含有醣類和膳食纖維。醣類依照分子結構可以分為單糖類、雙糖類、多醣類等。單糖指的是葡

※1：但在「日本食品標準成分表2020年版（八訂）」中，已改成1公克的醣類能提供3.75大卡（kcal）。

萄糖、果糖之類無法再分解的糖，雙糖則是由兩個單糖組成，而多醣由數百至數萬個單糖組成。最典型的多醣類就是米飯、麵包中的澱粉。膳食纖維是食物中難以被人體消化的物質總稱，有助於改善腸道的環境，富含於蔬菜、海藻、菇類等食物中。

脂質是可以溶於油、但不溶於水的物質。脂質包括有中性脂肪（油脂）、磷脂質、膽固醇等。食物中脂質的主要成分為中性脂肪（neutral fat），是由1個甘油（glycerol）分子與3個脂肪酸（fatty acids）分子成束構成。脂肪酸又分為飽和脂肪酸和不飽和脂肪酸兩種，富含飽和脂肪酸的中性脂肪是在常溫中為固體的「脂」，例如肉、奶油；富含不飽和脂肪酸的中性脂肪則是在常溫中為液體的「油」，例如魚油、植物油。

「限制熱量飲食」雖有減重的效果……

若要改善及預防肥胖和生活習慣病，應該要攝取哪些食物呢？此時的參考基準就是臨床醫學領域中所採用的科學證據。證據在臨床醫學中代表研究的信賴程度，分成1到6個等級（115頁的專欄）。1的信賴程度最高，6為最低。接下來，我們先來比較一下「限制熱量」、「限制脂質」、「限制醣類」這三種常被用於改善生活習慣病的飲食療法。

限制熱量，就是訂出攝取食

物總熱量上限的飲食療法。當吸收的熱量大於消耗的熱量，身體會將多餘的熱量以脂肪的形式儲存。限制熱量可以減少脂肪的囤積，並且改善肥胖的問題。

限制熱量確實有減重的效果，在限制食物攝取量的同時也必須獲得足夠的營養素，所以不僅是量，食物的種類也會受到限制。這點執行起來較為辛苦，難以長期堅持。也因為如此，以長時間的隨機對照實驗（證據等級1級）來驗證限制熱量的效果和安全性的研究較少。

舉例來說，2013年發表了一份以美國人糖尿病患者為對象的隨機對照實驗（證據等級1級）[2]。在這個實驗中，其中一組完全不限制每天的總熱量，另一組不僅限制熱量的總量還增加了運動量。持續10年後的結果，限制熱量的那組人平均減少了6～7公斤的體重。但是出乎意料的是，位居美國男性死因之首的動脈硬化等心臟病的發病率，兩組之間並沒有顯著差異。此外，第5年以後雖然

體重有減輕，但作為判定糖尿病指標之一的高血糖（血液中的葡萄糖濃度呈現偏高的狀態）卻反而惡化，骨質密度也減少了。

如前所述，限制熱量是有效的減重方法，可是不僅僅難以長期持續，而且沒有能改善糖尿病、動脈硬化等疾病的有力證據。

顛覆舊有常識「限制脂質」的對錯

由於脂質1公克就能提供9大卡的熱量，減肥中大多會避免攝取，而且大家不是大多有「油膩食物對健康有害」的印象嗎？事實上，美國在1950年代曾發表脂質會導致心臟疾病的觀察研究（證據等級2級），同時美國政府在「飲食攝取基準」中將脂質攝取量上限訂於總熱量的30%。因此，「限制脂質可以有效預防生活習慣病」的印象也已經根深蒂固了。

可是2000年以後，有許多證據等級1級的研究報告皆指出即使限制脂質也無法改善生活習慣病。例如攝取大量魚油（不飽和脂肪酸）能降低動脈硬化發病率或死亡率[3]；核桃等堅果中的油脂或橄欖油之類的植物性油脂（不飽和脂肪酸）能夠讓動脈硬化發病率下降；以及即使增加植物性油脂的攝取，並控制油的總攝取量而減少肉、奶油的動物性油脂（飽和脂肪酸），但是心臟病的發病率或死亡率卻提高了[4]。由於限制

脂質也無法預防生活習慣病，因此美國在2015年修改飲食攝取基準時，取消了脂質攝取量的上限。

目前並沒有以日本人為對象的隨機對照實驗，但從日本人的觀察研究資料中已經得知，當動物性油脂攝取越多，腦中風的發病率就越低。

不過，仍然必須限制攝取脂質中的「反式脂肪」（trans fat）和「過氧化脂質」（lipid peroxidation）。反式脂肪是油脂在加工過程中形成的產物，某些以植物油為原料的人造奶油（margarine）等產品就含有反式脂肪，已經有觀察研究證實反式脂肪會導致動脈硬化。過

COLUMN

臨床試驗的信賴程度指標 ——「證據等級金字塔」

「證據等級」（levels of evidence）是一種衡量數據信賴程度（能證明有多少因果關係）的指標。「隨機對照實驗」（請參照下圖）是被認定為信賴程度最高的「證據等級1級」。隨機對照實驗中會讓受試者隨機分成兩組，一組採用新的治療方法，另一組沿用舊的治療方法，經過一定期間後再比較兩組的健康狀態。這個試驗方法能夠將治療法以外的所有條件設定成一樣，因此可以明確呈現出治療法和效果之間的因果關係。

證據等級2級的試驗方法為「觀察研究」（世代研究）。觀察研究會在一定的期間內，分別追蹤符合可能致病因子（例如肥胖、飲酒、吸菸等）的組別與不符合的組別，再比較兩組的發病率。觀察研究並無法否定發病的要因可能並非原先鎖定的致病因子，但優點是能一次針對數萬人的團體且連續10年以上都進行調查。

證據等級3級的試驗方法是「病例對照研究」。透過回溯生病者和健康者的過去，調查疾病的原因和可能的致病因子，但此方法無法顯示出因果關係。證據等級4級為「病例報告」，是從臨床現場的病例報告來確認藥物的副作用。證據等級5級是「專家意見、共識」；證據等級6級是針對人以外的對象進行實驗，比方說動物實驗。

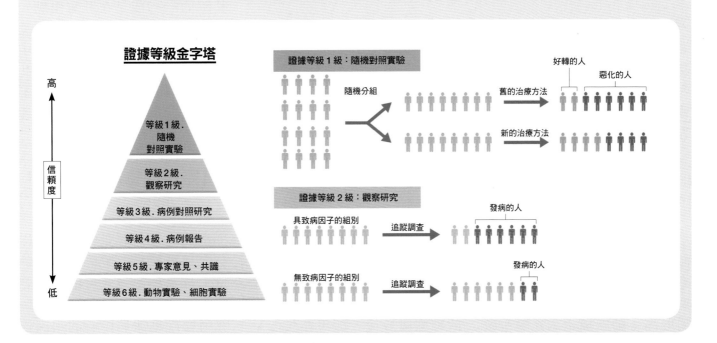

證據等級金字塔

高
信賴度
低

等級1級. 隨機對照實驗
等級2級. 觀察研究
等級3級. 病例對照研究
等級4級. 病例報告
等級5級. 專家意見、共識
等級6級. 動物實驗、細胞實驗

證據等級1級：隨機對照實驗

隨機分組　　舊的治療方法　　好轉的人　惡化的人

新的治療方法

證據等級2級：觀察研究

具致病因子的組別　追蹤調查　發病的人

無致病因子的組別　追蹤調查　發病的人

◆ 醣類和脂質都是在粒線體轉化成能量

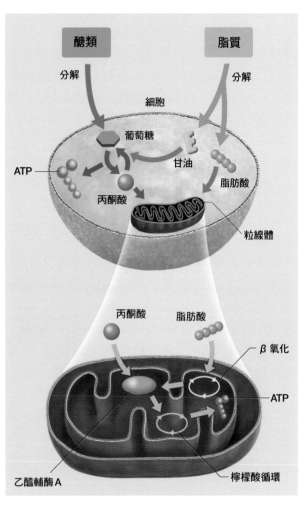

醣類分解成葡萄糖進入細胞內之後，會轉化成為丙酮酸（pyruvate），並製造出三磷酸腺苷（ATP）。ATP又被稱作「生物體內的能量貨幣」。丙酮酸進入細胞內的能量工廠「粒線體」後，在產生能量的「檸檬酸循環」（citric acid cycle）中分解產生ATP。

脂質分解為甘油和脂肪酸進入細胞內。脂肪酸進入粒線體經過β氧化作用，在檸檬酸循環中產生ATP。甘油與丙酮酸經過反應後可轉化回葡萄糖，當醣類不足時身體就能從脂質等來源製造葡萄糖。

氧化脂質即脂質氧化變質，時常見於使用過的油炸用食用油內（回鍋油），亦有研究指出反式脂肪可能與動脈硬化、癌症等疾病有關。

脂質攝取過多
未必是血脂異常的原因

代謝症候群診斷基準之一的血脂異常，指的是中性脂肪或膽固醇在血液裡濃度高於正常值的狀態。血脂異常的血液黏稠度高，動脈硬化的風險也較高。不過攝取過量的脂質並不一定會造成血脂異常，因為血液中的中性脂肪或膽固醇只有極少部分來自於食物，大部分都是體內自行合成的。

食物中的中性脂肪被消化液分解成脂肪酸和甘油後，在小腸內吸收。大部分分解後的脂肪酸會在小腸內再合成為中性脂肪，慢慢釋放到血液中。除了從飲食中獲得外，中性脂肪也會在肝臟合成並釋放到血液。血液中的中性脂肪被全身的細胞吸收後，即可產生能量

（左圖）。一部分的中性脂肪則從血液中被脂肪組織吸收，以皮下脂肪或內臟脂肪的形式儲存起來。

膽固醇是細胞膜、激素（調節身體運作的分子）、維生素的原料。食物中的膽固醇會由小腸吸收。膽固醇無法直接溶於血液，必須與特殊蛋白結合成脂蛋白，形成名為「LDL」（低密度脂蛋白）的脂質與蛋白質複合物（protein complex）後慢慢地運送至全身，LDL內的膽固醇就是俗稱的「壞膽固醇」。而將各細胞內剩餘的膽固醇運回肝臟的則是名為「HDL」（高密度脂蛋白）的複合物，HDL內的膽固醇就是一般所稱的「好膽固醇」。如果血液中的好膽固醇濃度比正常值低，或是壞膽固醇的濃度比正常值高，就會提高動脈硬化等疾病的風險。

人體內的膽固醇只有1～2成來自於蛋、奶油之類的食物，其餘的8～9成是在肝臟由醣類以及脂質合成而來。身體會調節膽固醇的合成量，讓血液中的膽固醇數值維持正常。因此即便攝取過多的膽固醇，也不會讓血液中的膽固醇數值急速上升。

具有控制攝取熱量作用
的飽食中樞

由於脂質的熱量較高，若沒有訂出攝取量上限，當攝入熱量大於消耗熱量就可能造成肥胖。不過日本北里大學北里研究所醫院糖尿病中心的山田悟

主任認為並不需要擔心：「攝取大量脂質讓熱量超標的飲食方式，大部分的人是做不到的，因為在攝取過量前大腦就會發出飽足感的訊息，而且這個飽足感能持續很長時間。」

產生飽足感的神經細胞「飽食中樞」（satiety center）位於大腦的下視丘，在營養足夠的狀態下會抑制進食的欲望。當吃進脂質或脂質食物中常含有的蛋白質，會長時間抑制分泌讓空腹感增強的激素「飢餓素」（ghrelin），改為分泌促進飽足感的激素「YY肽」（peptide YY），因此能夠延長飽足的時間。

比起脂質，山田悟主任認為含醣食物更需要特別注意。若吃下高醣類的食物，飢餓素提早恢復分泌，YY肽的分泌也會在隨後被抑制。因此吃完醣類含量高的食物很容易感覺肚子餓，進而導致熱量攝取過量。

攝取過多醣類為何會變胖

食物中的醣類被唾液、腸液等消化液分解成葡萄糖後，由小腸吸收。接著經由肝臟透過血液運送至全身並進入細胞產生能量（116頁的圖），剩餘的葡萄糖則轉化成為肝醣儲存於肝臟或肌肉。但儲存量有其限度，超出的部分會變成中性脂肪附著於皮下或內臟周圍，也就是說過多的醣類最終都形成了脂肪。

此外，在攝取大量醣類時所一同吃進的脂質，也容易變成脂肪。吃下醣類食物後，血糖值（血液中的葡萄糖濃度）就會上升，並於進食後30～90分鐘達到高峰。接著，胰臟開始分泌激素「胰島素」。當血液中的葡萄糖在胰島素的作用下進入細胞內，血糖值就會降下來。同時，血液中的中性脂肪也會藉由胰島素的作用進入脂肪細胞。

當醣類攝取過多時不僅會形成脂肪，血液中的中性脂肪也容易附著在血管壁上。因此肥胖的罪魁禍首並不是脂質，而是醣類。

40歲以上每3人就有1人是糖尿病預備隊

屬於內臟脂肪型肥胖的話，是因為胰島素效能變差，導致進食後的血糖值難以下降，亦即飯後高血糖的狀態，若持續性高血糖就會變成糖尿病。

血糖值過高會傷害血管，引發神經病變、腎臟病、失明等

醣類攝取過量是代謝症候群或糖尿病的開端

嚴重的併發症。此外，糖尿病患者大腸癌、肝臟癌、胰臟癌的發病率也幾乎高達正常人的2倍。由於葡萄糖是癌細胞的主要能量來源，所以高血糖的狀態更容易讓癌細胞增加。

根據目前研究已知，亞洲人的胰島素分泌能力比歐美人低。如果攝取過多醣類，就算身材不胖也會出現飯後高血糖，為了讓血糖值下降必須分泌大量的胰島素。若一直重複這個過程，胰臟過度耗損，分泌胰島素的能力衰退，更容易造成高血糖並演變為糖尿病。根據日本的統計，實際上每6人中就有1人是血糖值已有某些異常的糖尿病預備隊，40歲以上更是每3人中就有1人。因此不只是糖尿病患者，身材不胖、健康的人也必須避免飯後血糖值急速上升。

此外，當一次吃進太多醣類食物就會變成高血糖的狀態，分泌過剩的胰島素會導致飯後2小時左右血糖值下降過度並出現飢餓感，而越吃越多的結果就是熱量超標。「最新研究指出，醣類攝取過量往往是代謝症候群或糖尿病的開端」（山田悟主任）。

證據不足卻廣為流行的限醣飲食

「限醣飲食」是近年效果已陸續通過認證的一種飲食法。原本用來治療糖尿病的限醣概念始於1920年左右，1950年代又提出了用於治療肥胖的限醣

理論。不過，1950年代必須限制脂質來預防動脈硬化的觀點趨於普及，成為治療糖尿病、肥胖問題的主流，限醣的概念就被淘汰了。

直到1972年美國醫師阿特金斯（Robert Atkins，1930～2003）提倡限醣飲食減肥法，並出版了《阿特金斯醫生的飲食革命》（*Dr. Atkins' Diet Revolution*），限醣飲食才開始廣為流行。但阿特金斯當時只提出了證據等級4級的病例報告，因此在信賴度不足之下，限醣飲食長期以來只被視為是一種民間療法。

山田悟主任說道：「如果要讓一般人都能理解限醣的概念，就必須先驗證與醫學效果之間的因果關係。所以只能說是太急於求成，反而招致失敗。」

成為限醣飲食轉機的驚人研究結果

基於上述原委，對於限醣飲食的信賴度直到進入21世紀前都沒有恢復。2007年在臨床醫學誌《JAMA》上，發表了一篇限醣飲食有減重效果的證據等級1級研究結果[5]。2008年最具權威之臨床醫學誌之一的《新英格蘭醫學雜誌》，也刊載了由以色列研究團隊驗證限醣飲食效果的證據等級1級研究[6]（左下圖）。

在該研究中是將約300位有肥胖問題且患糖尿病等疾病的以色列人，隨機分成「限制熱量和脂質」、「限制熱量，攝取優良脂質」、「限制醣類，不限制熱量和脂質」三組不同的飲食方式，並且持續2年的時間。結果顯示限醣飲食的減重效果最佳，同時也最能改善血糖值。此外，血液中的中性脂肪值降低最多、高密度脂蛋白的數值改善最多的也是執行限醣飲食的那組，結果讓人驚艷。

限醣飲食的效果已經獲得證實

山田悟主任說：「以此為契機，歐美對於限醣飲食的看法也大大地轉變了。」之後又陸續發表了許多證據等級1級驗證限醣效果的研究結果，目前已知限醣飲食不只能改善體重、血糖值，連中性脂肪、高密度脂蛋白甚至血壓也都能改善。

關於限醣能改善中性脂肪值的原因，山田悟主任的說明如下：「血液中的中性脂肪幾乎都是在肝臟合成，而攝取醣類會促進中性脂肪的合成。因此只要限制醣類，肝臟的中性脂肪合成受到抑制，中性脂肪值就會降低。」

而改善血壓的原因之一，則可能是因為限醣飲食能消除肥胖，從脂肪細胞分泌製造血壓上升物質的酵素「血管收縮素原」（angiotensinogen）的量減少所致。加上限醣後自然會控制鹽份含量較高的食物，因此也與血壓下降有關。

到2006年為止美國糖尿病學會發布的飲食療法指南中尚未

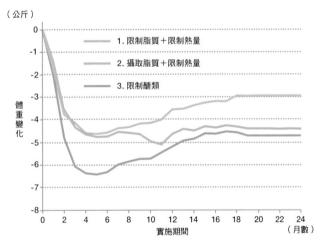

限醣效果的實證研究結果

（公斤）

1. 限制脂質＋限制熱量
2. 攝取脂質＋限制熱量
3. 限制醣類

體重變化

實施期間 （月數）

高密度脂蛋白（mg/dl）

變化

實施期間 （月數）

中性脂肪（mg/dl）

變化

實施期間 （月數）

接著是在2年期間持續三種飲食方法，追蹤調查體重變化和血脂量。

1. 訂定每日熱量和脂質的攝取量上限（限制脂質＋限制熱量）。

2. 訂定熱量攝取量的上限，從橄欖油和少量豆類中攝取脂質（攝取脂質＋限制熱量）。

3. 訂定醣類攝取量上限，蛋白質、脂質和熱量則無上限上限（限制醣類）。

※5：JAMA 297:969-977,2007
※6：New England Journal of Medicine 359:229-241, 2008

承認限醣飲食，但是在2008年版中已經被列入治療肥胖的選項之一。在累積更多的資料後，於2019年版中已經將限糖飲食視為糖尿病最佳的飲食療法了。

極端限醣飲食的危險性

但是也有人對限醣飲食持不同的意見，因為在極端限醣狀態下，身體所產生的「酮體」（ketone bodies）具有危險性。當每天的醣類攝取量減至50公克以下時，肝臟會利用脂肪酸製造出被稱為酮體的酸性物質，這個酮體可能會取代葡萄糖成為大腦的能量來源。由於有研究指出酮體可以保護腦細胞避免老化，為了預防失智症或是減肥，也有人建議以極端限制醣類攝取來產生酮體的飲食方法。

不過也出現因酮體過多，使得身體呈酸性導致「酮酸中毒」（ketoacidosis）的病例。酮酸中毒會引起意識障礙，甚至可能危及性命。而且有研究指出，若酮體增加太多，會使血管內側的細胞功能下降。

關於極端限醣飲食，山田悟主任認為：「並不能因為想要預防失智症或減重效果，就極端地限制醣類攝取讓身體不斷產生酮體。從體重容易反彈的角度來看，也讓人無法鼓勵極端限醣的飲食方法。」

⊘ **LOCABO（寬鬆限醣）的醣類攝取量**

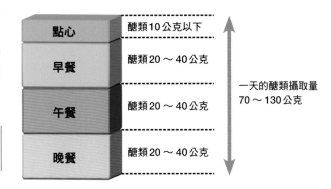

點心	醣類10公克以下
早餐	醣類20～40公克
午餐	醣類20～40公克
晚餐	醣類20～40公克

一天的醣類攝取量 70～130公克

此為LOCABO（寬鬆限醣）飲食法的參考醣類攝取量。在LOCABO中可於早餐、午餐、晚餐各自攝取20～40公克醣類，點心的醣類則限制在10公克以內。脂質、蛋白質等醣類以外的營養素並沒有訂定上限攝取量。

⊘ **將一般菜單改為LOCABO菜單時的營養量**

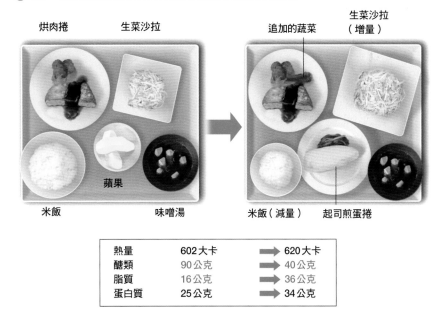

烘肉捲　生菜沙拉　　　追加的蔬菜　生菜沙拉（增量）
米飯　蘋果　味噌湯　　米飯（減量）　起司煎蛋捲

熱量	602大卡	➡ 620大卡
醣類	90公克	➡ 40公克
脂質	16公克	➡ 36公克
蛋白質	25公克	➡ 34公克

一般菜單（左）和LOCABO菜單（右）的範例。在LOCABO菜單中，飯量從180公克減至70公克，以起司煎蛋捲取代醣類含量較多的蘋果，另外再增加生菜沙拉的分量和烘肉捲的配菜量。熱量幾乎沒有什麼變化，但醣類可成功控制在目標的40公克。

「寬鬆限醣」飲食法

因此，山田悟主任於2012年提出了一種名為LOCABO的「低醣飲食法」，LOCABO為low-carbohydrate的縮寫，亦即「低碳水化合物」的意思。

LOCABO的內容是「一天三餐，每餐攝取20～40公克的醣類，點心可另外再攝取10公克以內的醣類，每日的醣類攝取量合計為70～130公克」（119頁上方的圖）。以一般人每天平均攝取270～300公克的醣類為

高醣類食物與低醣類食物

	高醣類食物	低醣類食物
主食	米（飯、麻糬） 小麥（麵包、烏龍麵、義大利麵等麵類及麵粉、餃子皮、披薩皮） 蕎麥麵、其他所有穀類	
動物性蛋白質	煉乳	肉、魚、蛋 乳製品（牛奶、起司、奶油）
根莖類	地瓜、馬鈴薯、芋頭、野葛、冬粉	蒟蒻
蔬菜	南瓜、玉米、蓮藕、百合根、乾蘿蔔絲	小黃瓜、青花菜、菠菜、青椒、豆芽菜、萵苣、茄子、白花椰菜、白蘿蔔、蕪菁、竹筍
		100公克以內無妨，若超過最好計算一下醣類含量的蔬菜： 高麗菜、牛蒡、洋蔥、番茄、紅蘿蔔、白菜、青椒
豆類	紅豆、四季豆、豌豆、蠶豆、鷹嘴豆、扁豆	黃豆、毛豆 黃豆製品（豆腐、豆皮、納豆）
種子類	銀杏果、栗子	杏仁、腰果、花生、核桃、芝麻、開心果
果實類	草莓、柑橘、蘋果、葡萄、梨子、桃子等所有水果及水果乾	酪梨、椰子
菇類		全部
海藻類		全部
油脂類		全部
甜味劑	砂糖、黑糖、細砂糖、蜂蜜、楓糖	非醣類甜味劑（甜菊糖、羅漢果糖等天然甜味劑及阿斯巴甜等人工甜味劑）
酒精類	啤酒、日本酒、葡萄酒（甘口）、香檳（甘口）、紹興酒	威士忌、燒酒、琴酒、蘭姆酒、伏特加、葡萄酒（辛口）、香檳（辛口）、零醣類啤酒
飲料	加糖咖啡、加糖紅茶、加糖漿冰咖啡、果汁、可樂	無糖咖啡或紅茶、日本茶、烏龍茶、茉莉花茶、普洱茶、零卡可樂
調味料辛香料	番茄醬、醬汁、白味噌、味醂、太白粉、玉米澱粉	醬油、胡椒、鹽、醋、白味噌以外的味噌、美乃滋

例，幾乎降低了一半的程度。LOCABO的醣類上限是根據2006年美國糖尿病學會對於限醣飲食的定義，亦即一天130公克為基礎所計算出來的。另外為了避免身體變成製造出酮體的極端低醣狀態，也設有下限。40公克的醣類，大概就相當於吃進半碗飯或是一片吐司、大量的配菜（肉、魚、蔬菜、豆類製品等）時的醣類量（119頁上方的圖）。

而蛋白質、脂質的攝取量並沒有限制，喜歡吃多少就吃多少，因為蛋白質、脂質和醣類一起攝入可以讓血糖值上升的速度趨緩。根據2014年發表的研究，已知即便吃下同量的白米（200公克），與蛋白質、脂質、蔬菜一起吃更能預防飯後血糖值上升[7]。蛋白質、脂質能提升分泌胰島素的效率，並促進分泌趨緩消化道功能的激素，所以血糖值不易上升。

話雖如此，若是飲食過量造成熱量超標，難道就不會導致肥胖嗎？就如前面（107頁）山田悟主任所提及的高醣飲食，「在LOCABO中若確實攝取脂質、蛋白質，會刺激飽食中樞持續發出飽食的訊號，即可自然地控制攝取的熱量。只要依循飽食中樞的訊號，就不會吃太多造成肥胖，也不會因減少食量而導致營養不良」（山田悟主任）。

120頁的表格中分別列出了高醣類與低醣類的食物，可以在執行LOCABO時當作參考。

※7：British Journal of Nutrition 111:1632-1640, 2014

日本人已經證實了「LOCABO」的效果

2014年山田悟主任等人組成的研究團隊，發表了一份日本人LOCABO飲食法效果證據等級1級的資料[8]。針對24位糖尿病患者，進行限制熱量飲食和LOCABO的隨機對照實驗。從結果得知，LOCABO具有改善高血糖、降低中性脂肪值的效果。

另一個實驗，則是將200名糖尿病患者分成低體重、正常體重、肥胖度1～3級共5組，讓他們執行一年的LOCABO飲食法。結果顯示，所有組別的血糖值都有改善，肥胖度高的人減重最多，正常體重的人只減少了一些，但低體重的人卻增重了。換句話說，LOCABO不單可以減肥，還反而讓身材偏瘦的人增加肌肉、增加體重的效果。

LOCABO飲食法在日本已經蔚為流行，認同LOCABO的企業以食品製造商為首已多達有100家，從甜點、麵包、麵類到低醣甜味劑、調味料都能找到大量的LOCABO商品，提供LOCABO飲食的餐廳也很多。關心自己健康的人，不妨以此為契機嘗試看看寬鬆限醣的飲食方式吧。

（撰文：北原逸美）

◉ LOCABO 的常見疑問

提問者

 人工甜味劑有時會作為糖的替代品，但聽說會致癌是真的嗎？

山田悟主任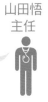

確實有研究指出，糖精（saccharin）這種人工甜味劑在動物實驗（證據等級6級）中發現有致癌性，但已知只出現在公鼠身上。包含糖精在內，目前並沒有能證明人工甜味劑對人體有害的研究資料。

況且，人工甜味劑有制定出「每日容許攝取量」。以體重60公斤的人，阿斯巴甜（aspartame）的每日容許攝取量為3公克，換算成355毫升的無糖可樂大約是17罐的量。只要一天不攝取超過這個量，人工甜味劑也算是安全的食品。

 念書或工作要動腦時，不是應該攝取大量的醣類比較好嗎？

這是錯誤的。的確除了極端限醣時的酮體以外，葡萄糖是大腦唯一的能量來源。可是肝臟也備有從蛋白質、脂質製造出足夠的葡萄糖並運送到腦部的機制，所以並不需要為了腦部運作而吃進糖分。當然吃甜食可以讓人有放鬆的感覺，但人工甜味劑也有同樣的效果。

 兒童也適合進行LOCABO飲食嗎？

由於兒童的能量代謝是成人的2倍之多，18歲以前只要維持標準體重，在沒有特別理由的情況下，都沒有必要限制飲食。

糖尿病預備隊
死於癌症的風險也較高嗎？

▷ 糖尿病預備隊也必須預防癌症死亡的風險

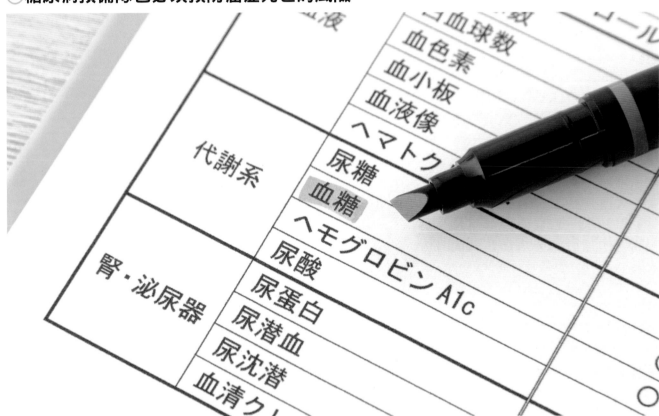

依 照日本厚生勞動省2016年「國民健康營養調查」的推估，日本的糖尿病患者數約為1000萬人，而糖尿病預備隊也有1000萬人左右。研究已知糖尿病患者因癌症死亡的風險較高，那麼糖尿病預備隊的狀況又是如何呢？

糖尿病預備隊的
癌症死亡風險也會增加

糖尿病預備隊的正式名稱為「糖尿病前期」（prediabetes）。雖然還沒有達到診斷出糖尿病的階段，但血糖已經超過正常值了。

糖尿病前期在國際上有好幾種診斷標準。例如美國糖尿病學會（ADA）的標準是空腹血糖值介於100～125 mg/dL或是糖化血色素（HbA1c）介於5.7～6.4％，而世界衛生組織（WHO）及國際專門委員會

糖尿病會促使癌症惡化

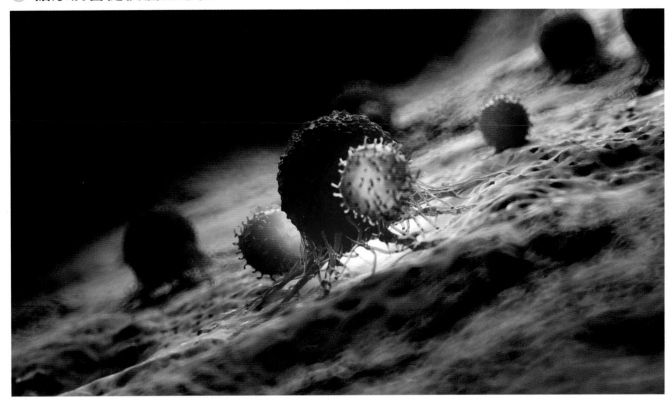

（IEC）的標準則是空腹血糖值介於110～125 mg/dL或是糖化血色素介於6.0～6.4%。

根據以接受勞工健康檢查的6萬2785位日本人為對象的研究，在調查開始時依照ADA診斷標準有38.4%是糖尿病前期，而依照WHO及IEC診斷標準則有12.8%，已達到糖尿病診斷標準的有7.4%。在針對上述研究對象進行了7年的追蹤調查後有229人死亡，其中97人死於癌症、57人死於心血管疾病。

從調查結果來分析糖尿病及糖尿病預備隊與死亡風險的關係，可以發現無論哪一種診斷標準，糖尿病預備隊在因各種原因的死亡和因癌症死亡的風險都較高。而糖尿病患者除了前述的風險外，同時也是心血管疾病的高危險群。

糖尿病預備隊
也需加以預防和管理

糖尿病預備隊是還不到診斷為糖尿病標準的階段，在沒有自覺症狀的狀態下也不會試圖去改善生活習慣，因此症狀持續惡化的案例比比皆是。在診斷為糖尿病前期的人當中，或許有人會認為不需要馬上處理，但其實糖尿病前期與糖尿病一樣對身體都有不好的影響。

罹患糖尿病後，負責使血糖值下降的胰島素失去作用，血糖值處於持續偏高的狀態，因此胰臟就必須再分泌更多的胰島素來降低血糖。

糖尿病與癌症的相關性雖然尚未完全闡明，但是一般認為胰島素分泌過多會提高罹癌的風險。

目前已知，即便沒有診斷為糖尿病，還只是屬於糖尿病預備隊的人，因癌症死亡的風險也會增加。所以不只是糖尿病患者，糖尿病預備隊也必須要做好預防措施和健康管理。

（撰文：能登大嗣）

參考文獻：Zobida Islam, Shamima Akter, Yosuke Inoue, et al,. Prediabetes, Diabetes, and the Risk of All-Cause and Cause-Specific Mortality in a Japanese Working Population: Japan Epidemiology Collaboration on Occupational Health Study.Diabetes Care 2021 Mar; 44(3): 757-764.

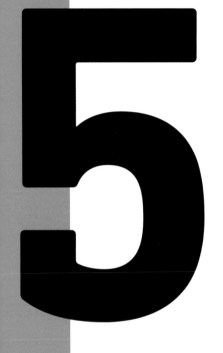

40歲後的
睡眠篇

隨著身體的變化，進入中年以後的睡眠也會有很大的變化。原本夜晚型的生活型態逐漸轉為清晨型，睡眠變淺、甚至半夜要起來上好幾次廁所。而實際上從睡眠也可以看出生活習慣病的前兆。在最後一章中，將介紹年紀漸長後睡眠會出現哪些改變，以及如何獲得舒適睡眠的方法。

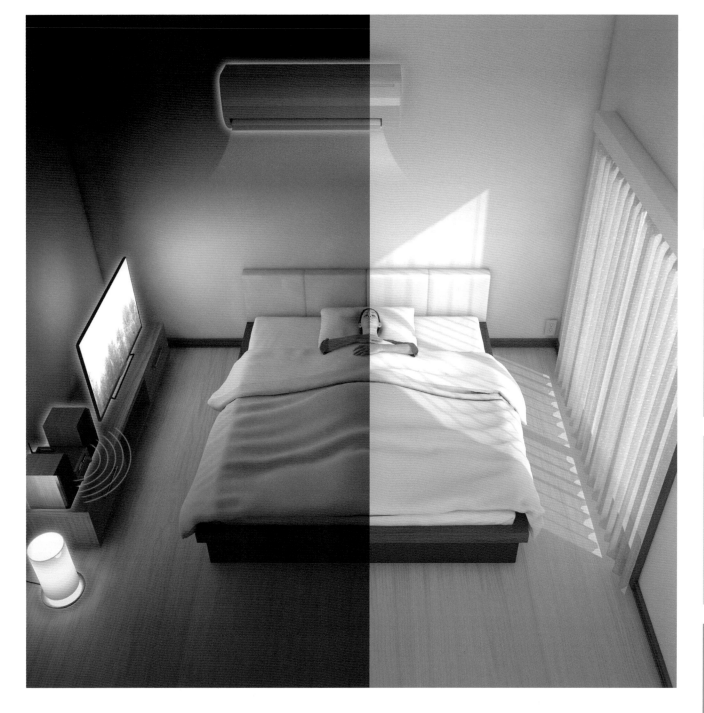

1章｜身體預防知識篇

2章｜身體理解篇

3章｜身體疾病篇

4章｜飲食・運動篇

5章｜睡眠篇

睡眠時間隨著年紀增長
會轉變成清晨型

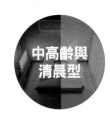

由於老化現象的緣故，大約從35歲之後睡眠品質就會逐漸下降，使得淺眠、睡眠片段化的「中途覺醒」情況增加。日本筑波大學國際統合睡眠醫科學研究機構（WPI-IIIS）的柳澤正史博士表示：「此為正常的老化現象，不需要過於在意，因為大腦已不再要求連續的深度睡眠。」若太在意反而會引起失眠的問題。

但柳澤博士也指出，30多歲的人若半夜會中途醒來3～4次就必須注意。「半夜醒來，可能就是睡眠呼吸中止症的前兆」。

睡眠呼吸中止症是因為交感神經時常保持在優位的狀態，膀胱容量減少而造成睡眠中斷。

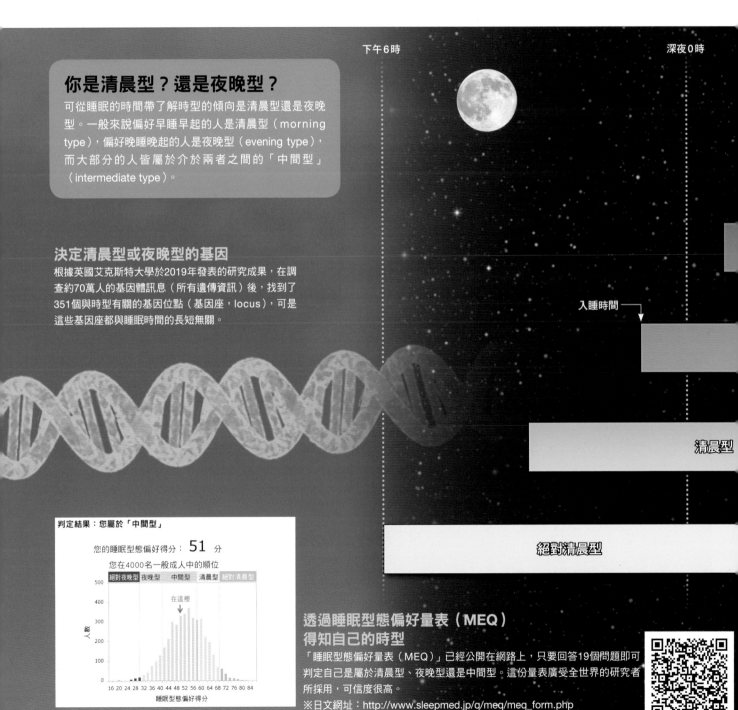

你是清晨型？還是夜晚型？

可從睡眠的時間帶了解時型的傾向是清晨型還是夜晚型。一般來說偏好早睡早起的人是清晨型（morning type），偏好晚睡晚起的人是夜晚型（evening type），而大部分的人皆屬於介於兩者之間的「中間型」（intermediate type）。

決定清晨型或夜晚型的基因

根據英國艾克斯特大學於2019年發表的研究成果，在調查約70萬人的基因體訊息（所有遺傳資訊）後，找到了351個與時型有關的基因位點（基因座，locus），可是這些基因座都與睡眠時間的長短無關。

下午6時　　　　　　　　　深夜0時

入睡時間

清晨型

絕對清晨型

判定結果：您屬於「中間型」

您的睡眠型態偏好得分：**51** 分

您在4000名一般成人中的順位

絕對夜晚型　夜晚型　中間型　清晨型　絕對清晨型

在這裡

人數

睡眠型態偏好得分

透過睡眠型態偏好量表（MEQ）
得知自己的時型

「睡眠型態偏好量表（MEQ）」已經公開在網路上，只要回答19個問題即可判定自己是屬於清晨型、夜晚型還是中間型。這份量表廣受全世界的研究者所採用，可信度很高。

※日文網址：http://www.sleepmed.jp/q/meq/meq_form.php

可對照右方QR碼的中文問卷題目作答

隨著年紀漸長 夜晚型可能轉為清晨型

清晨型或夜晚型等睡眠的類型又稱為「時型」（chronotype），時型不只會受到先天基因的影響，也會隨著年齡而變化。

「平均來說，10幾歲以後會比兒童期更容易變成夜晚型。但約從40幾歲開始會慢慢恢復為清晨型，年紀越大傾向清晨型的比例也越高。這個過程目前尚為完全明瞭，但有一假說認為可能與人類的生殖行為有關」（柳澤博士）。

睡眠的時間帶會隨年紀而變化，但只要找到符合自己睡眠類型的生活型態，就能預防睡眠不足並擁有舒適的睡眠時光。

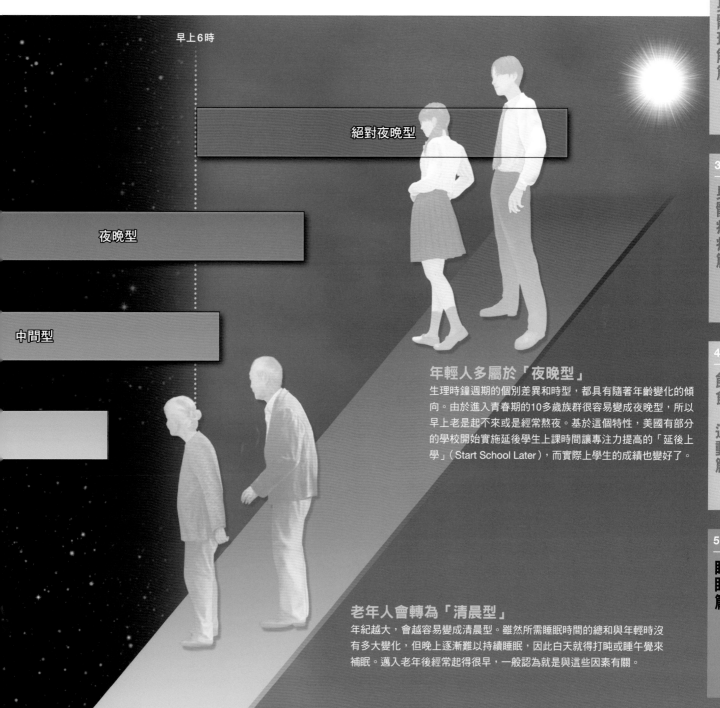

早上6時

絕對夜晚型

夜晚型

中間型

年輕人多屬於「夜晚型」
生理時鐘週期的個別差異和時型，都具有隨著年齡變化的傾向。由於進入青春期的10多歲族群很容易變成夜晚型，所以早上老是起不來或是經常熬夜。基於這個特性，美國有部分的學校開始實施延後學生上課時間讓專注力提高的「延後上學」（Start School Later），而實際上學生的成績也變好了。

老年人會轉為「清晨型」
年紀越大，會越容易變成清晨型。雖然所需睡眠時間的總和與年輕時沒有多大變化，但晚上逐漸難以持續睡眠，因此白天就得打盹或睡午覺來補眠。邁入老年後經常起得很早，一般認為就是與這些因素有關。

睡眠不足與
肥胖

長期睡眠不足
也會引起生活習慣病

睡眠不足和肥胖有很大的關係。比較全世界調查睡眠時間與肥胖的論文後，得出了有趣的結果。

睡眠時間越少的人肥胖的傾向越明顯

與年齡、性別、居住地等因素無關，睡眠時間越少的人越容易有肥胖的問題。以成人為例，睡眠時間每減少 1 小時，衡量肥胖程度的身體質量指數（Body mass index，BMI）指數會上升0.35，亦即相當於身高170公分的人增加了約 1 公斤的體重。

睡眠時間少於6小時的人容易變胖

下表為以美國3000位男女為對象的調查結果。比起有7～8小時睡眠的人，睡眠不到5小時和6小時的人BMI值明顯較高。

而睡超過9小時的人，其BMI值也有偏高的傾向。睡眠時間過長且BMI值較高的人，可能會有「睡眠呼吸中止症」等疾病的問題。由於暫停呼吸導致夜間多次醒來，所以不管睡得再久都感覺睡不飽。肥胖的人容易罹患睡眠呼吸中止症，也與此調查的結果有關。

BMI值的計算公式是以「體重」除以「身高（公尺）」的平方，根據國民健康署的定義BMI超過25就代表過重（日本標準超過25就算肥胖 1 級）。

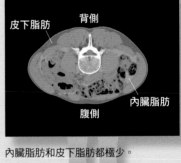

BMI：17.3
身高：170cm
體重：50kg
腰圍：67cm
內臟脂肪面積：15.6cm²
皮下脂肪面積：23.3cm²

皮下脂肪　背側
內臟脂肪
腹側

內臟脂肪和皮下脂肪都極少。

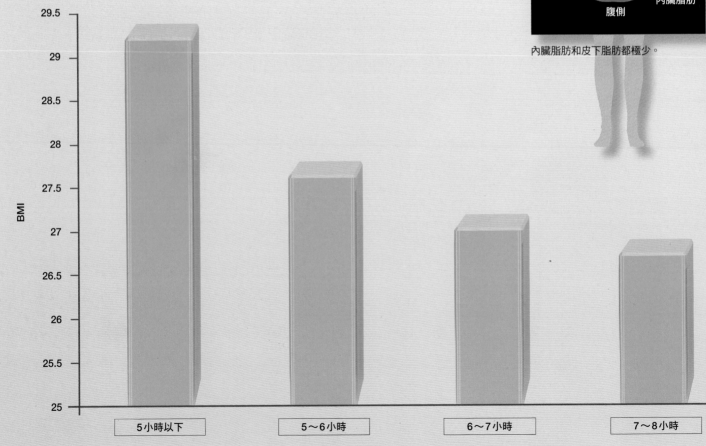

1天的睡眠時間

睡眠不足造成肥胖的原因仍然不明，但已知睡眠不足會導致與食欲有關的激素失衡。也有研究指出，隨著年齡增長時型雖已逐漸轉為清晨型，但由於工作的緣故仍得維持夜晚型的生活，因此促使囤積脂肪的蛋白質活化。

睡眠呼吸中止症所引起的疾病

此外罹患生活習慣病的人當中，有睡眠呼吸中止症或失眠的人也不少。罹患睡眠呼吸中止症的人，會因睡眠時呼吸暫時停止而產生低血氧症、交感神經緊張、氧化壓力、發炎、代謝異常等，所以容易引發心血管疾病。

x

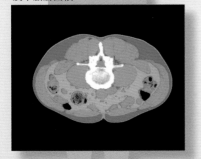

BMI：22.1
身高：170cm
體重：64kg
腰圍：78cm
內臟脂肪面積：65.5cm²
皮下脂肪面積：63.6cm²

內臟脂肪和皮下脂肪皆已出現。

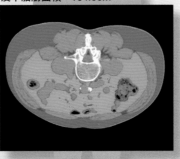

BMI：26.3
身高：170cm
體重：76kg
腰圍：85cm
內臟脂肪面積：147.1cm²
皮下脂肪面積：134.5cm²

內臟脂肪和皮下脂肪都非常多。

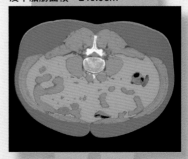

BMI：31.8
身高：170cm
體重：92kg
腰圍：109cm
內臟脂肪面積：238.1cm²
皮下脂肪面積：240.9cm²

腹部已處於幾乎被脂肪填滿的狀態。

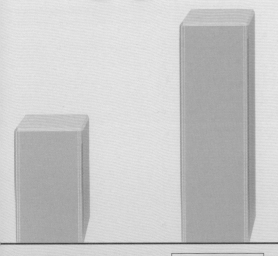

8～9小時

9小時以上

BMI值與腹部的剖面影像（上）

上圖是不同BMI值的腹部剖面影像（電腦斷層掃描），受試者的身高皆為170公分左右。影像中的橘色部分是堆積在內臟周圍的脂肪（內臟脂肪），藍色部分是堆積在皮膚下方的脂肪（皮下脂肪）。會嚴重危害身體健康的是內臟脂肪。

脂肪測量的電腦斷層掃描影像是由Glome Management公司醫學事業部的善積透先生所提供。

圖表出處：Singh M; Drake CL; Roehrs T et al. The Association between obesity and short sleep duration: a population-based study. J Clin Sleep Med 2005;1(4):357-363.

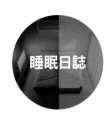
睡眠日誌

透過睡眠日誌
將自己的睡眠視覺化

自己到底需要多少睡眠時間呢？一般來說大約是 7 小時，但實際上個別差異很大，有的人一天睡 6 小時就已足夠，有的人就算 8 小時依然覺得睡不飽。有的人因年紀漸增睡眠品質下降，在睡眠不足下只好利用假日補眠。如果是已經退休的人，有些則會將躺在床上的時間拉得很長。

但這些都可能導致在適當的時間反而睡不著，重要的是得知道「自己需要的睡眠時間」應該是多少。

接著再按照自己的睡眠節律入睡，「即便假日也不要補眠，最好每天都在固定的時間就寢和起床」（柳澤博士）。而睡眠專家

記錄自己睡眠的「睡眠日誌」

下表是可以記錄兩星期睡眠時間的「睡眠日誌」。請參照右頁的圖，用筆將從前晚入睡到今早起床的睡眠時間塗上顏色。若有睡不著或是半夜醒來的狀況，也要將時間帶標示出來。而是否睡得很熟、醒來時有無感到神清氣爽等，關於睡眠品質的描述也可一併寫下來。最近從智慧型手機就能下載睡眠日誌的APP，不妨可多加利用。

	正午	下午2時	下午4時	晚上6時	晚上8時	晚上10時	深夜0時	凌晨2時	凌晨4時	早上6時	早上8時	早上10時	正午	備註
月　日(一)														
月　日(二)														
月　日(三)														
月　日(四)														
月　日(五)														
月　日(六)														
月　日(日)														
月　日(一)														
月　日(二)														
月　日(三)														
月　日(四)														
月　日(五)														
月　日(六)														
月　日(日)														

最推薦的就是記錄自己的「睡眠日誌」（sleep diary）。

自己需要的睡眠時間是幾小時？

先記錄兩星期的睡眠日誌，比較平日和假日的睡眠時間。若平日和假日的睡眠時間幾乎沒有什麼差別，就代表是符合自己需求的睡眠時間。

但如果假日比平日多睡了2小時以上，則代表正處於睡眠不足的狀態。「雖然沒有睡眠呼吸中止症等症狀，但常在白天的會議中覺得想睡，很明顯的就是睡眠不足。掌握適合自己的睡眠時間，為了避免白天打瞌睡所以晚上必須維持規律的入睡時間」（柳澤博士）。

新冠肺炎的疫情改變了人們的生活，有數據指出全世界的睡眠時間比平均延長了10分鐘左右。但根據日本當地的統計，睡眠時間僅延長了約6分鐘，與世界其他各國相比，日本人長期睡眠不足的比例很高。

在遠距工作的狀態下，要解決睡眠不足問題的第一步就是找出適合自己的睡眠時間。

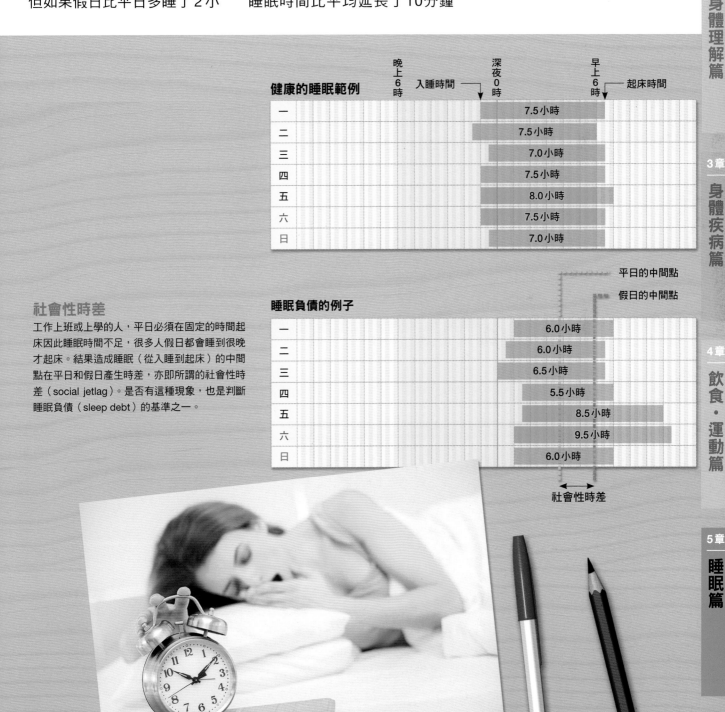

健康的睡眠範例

晚上6時　入睡時間　深夜0時　早上6時　起床時間

一	7.5小時
二	7.5小時
三	7.0小時
四	7.5小時
五	8.0小時
六	7.5小時
日	7.0小時

社會性時差

工作上班或上學的人，平日必須在固定的時間起床因此睡眠時間不足，很多人假日都會睡到很晚才起床。結果造成睡眠（從入睡到起床）的中間點在平日和假日產生時差，亦即所謂的社會性時差（social jetlag）。是否有這種現象，也是判斷睡眠負債（sleep debt）的基準之一。

睡眠負債的例子

平日的中間點
假日的中間點

一	6.0小時
二	6.0小時
三	6.5小時
四	5.5小時
五	8.5小時
六	9.5小時
日	6.0小時

社會性時差

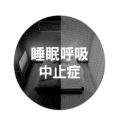

讓中高齡族群
睡眠品質大幅下降的疾病

若有大聲打鼾、時而呼吸停止10秒以上的現象,可能就是「睡眠呼吸中止症」(sleep apnea syndrome)的徵兆。一般來說自己並不易察覺,大多是經由家人告知。

據說日本的潛在患者人數約為200萬～300萬人,但是實際上應該更多。根據數據顯示,男性的罹患率是女性的3倍以上,而且大多集中在40歲到50幾歲這個年齡區間。若是置之不理可能造成高血壓、糖尿病等生活習慣病的惡化,甚至引發中風等心血管疾病。

將空氣打入呼吸道的治療方式

下圖是睡眠呼吸中止症的主要治療方式「連續正壓呼吸器」(continuous positive airway pressure,CPAP)的示意圖。在睡眠期間利用機器將空氣打入鼻腔,以防止舌頭或口腔深處的軟顎阻塞呼吸道。有報告指出,接受此治療的人比沒有接受的人活得久。

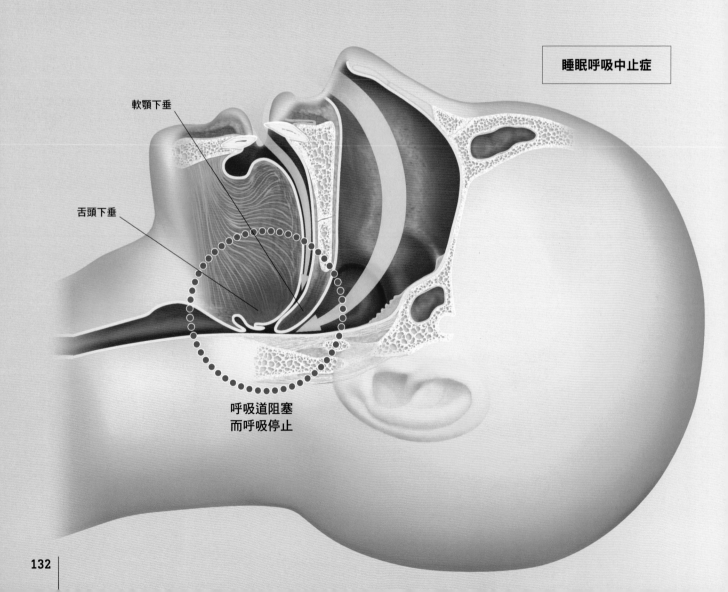

睡眠呼吸中止症

軟顎下垂

舌頭下垂

呼吸道阻塞
而呼吸停止

因呼吸道阻塞
導致呼吸中止

　　一旦罹患睡眠呼吸中止症，睡眠會一直被中斷。非快速動眼睡眠（NREM）和快速動眼睡眠（REM）的時間減少，即便睡覺也無法得到充分的休息。由於睡再久也無法消除疲勞，所以白天總是昏昏欲睡。發病的原因與顱顏骨骼、舌頭的尺寸、頸部的脂肪有關，因為呼吸道阻塞而導致呼吸中止，解決方法則是讓原本狹窄、堵塞的呼吸道暢通。肥胖所造成的下巴贅肉會使症狀惡化，因此必須先減重。此外，也有讓空氣從鼻腔進入、使呼吸道在睡眠期間能夠維持通暢的治療方式。

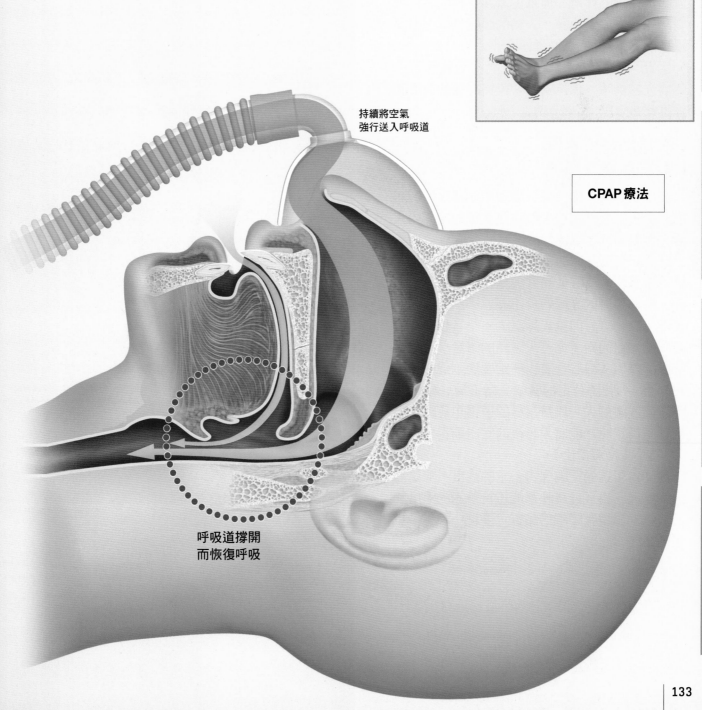

持續將空氣
強行送入呼吸道

CPAP 療法

呼吸道撐開
而恢復呼吸

與手腳相關的睡眠障礙

有時候在睡眠中手臂或下肢的肌肉會突然收縮。若間隔幾十秒就重複一次即「週期性肢體抽動症」（periodic limb movement disorder），為睡眠障礙的一種。通常自己都不知道有這樣的情況，且由於睡眠被中斷所以白天也會想睡覺。

　　還有一種睡眠障礙叫做不寧腿症候群（restless legs syndrome），在即將入睡或睡眠中時腳會有不自主的抽動現象。有時還會出現如蟲在爬、又癢又麻的感覺，導致難以入睡。

　　以女性患者居多，男女比率為1:1.5，隨著年紀增長罹病的機率也會增加。此外，腎功能不佳或是貧血患者也比較容易發生此症。

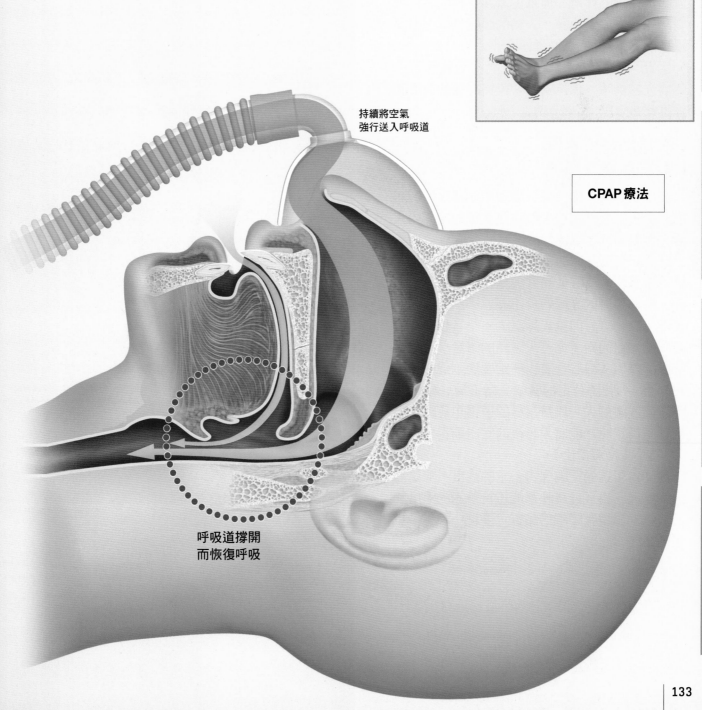

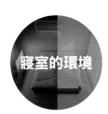

重點在於黑暗、安靜 並維持舒適的室溫

根據日本公布的國民健康營養調查（2019年），對於睡眠品質表示不滿意的比例，40～49歲的年齡層為26.9%、50～59歲為27.1%，在所有年齡層中呈現偏高的現象。

若想盡可能地提升睡眠品質，應該要怎麼做呢？「現在午睡的效果頗受矚目，由於國人普遍睡眠不足，在下午2～3點午睡一下的確能達到提振精神的作用。但真正需要午睡的其實只有3～4歲左右的小孩，人類的睡眠基本上還是以夜晚長睡為主」（柳澤博士）。

因此，良好的寢室環境就顯得至關重要。「將光線調暗、保持安靜、維持舒適的溫度和溼度都是重點」（柳澤博士）。

打造出自己覺得 舒適的寢室環境

光線是妨礙入睡、導致睡眠中途醒來的刺激因素之一。雖然有些人無法在全黑的空間內入睡，但就寢時建議還是將燈光調至最暗。

此外，若能在起床前後接收到光線的變化，即可重置生理時鐘並有助於維持正常的睡眠週期。除非屋外的光線過於明亮，不然寢室內的窗簾可以稍微打開讓光線灑入。聲音也是妨礙睡眠的刺激因素，尤其人說話的聲音具有強烈的覺醒作用。或許也有人一定要聽到聲音才容易睡著，「聆聽特定的音樂、水波聲、燒柴聲等才能入睡的人，維持這樣的習慣也無妨，但記得利用定時功能將入睡後的室內調整成安靜的狀態」（柳澤博士）。

房間內可透過空調保持一定的溫度，無論夏天或冬天、白天或夜晚都能維持舒適的溫度和品質。為了提升睡眠的品質，多付一點電費也是值得的。

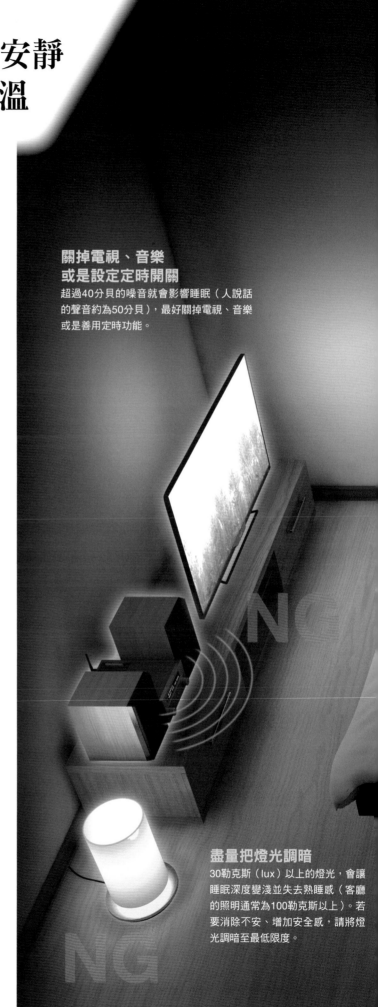

關掉電視、音樂 或是設定定時開關
超過40分貝的噪音就會影響睡眠（人說話的聲音約為50分貝），最好關掉電視、音樂或是善用定時功能。

盡量把燈光調暗
30勒克斯（lux）以上的燈光，會讓睡眠深度變淺並失去熟睡感（客廳的照明通常為100勒克斯以上）。若要消除不安、增加安全感，請將燈光調暗至最低限度。

Good

何謂理想的睡眠環境？

本圖為容易入睡、中途不易醒來的理想寢室環境。請盡可能將燈光調暗、保持安靜、維持舒適的溫度和溼度，若清晨的陽光能灑入室內更是再好不過。

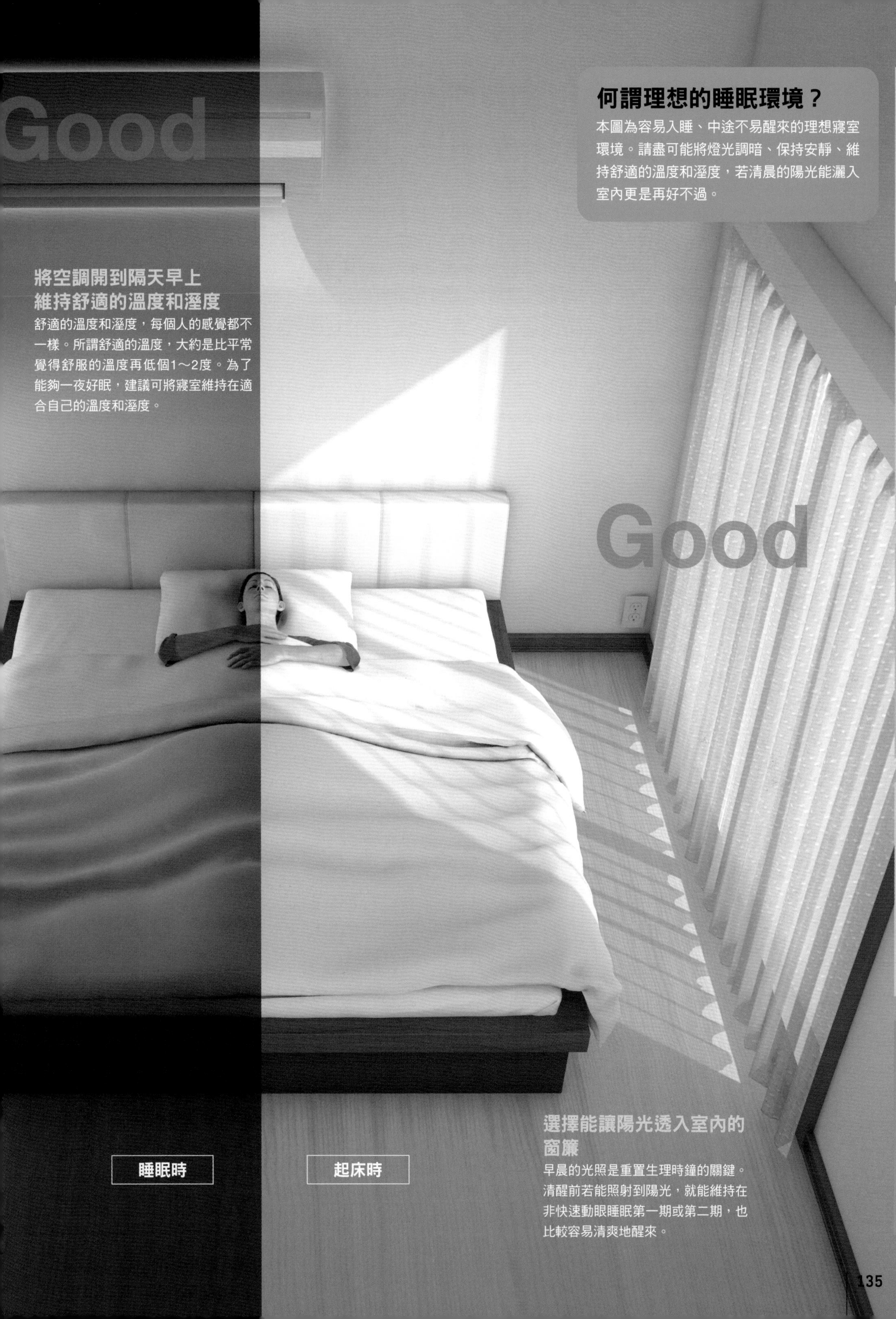

將空調開到隔天早上
維持舒適的溫度和溼度

舒適的溫度和溼度，每個人的感覺都不一樣。所謂舒適的溫度，大約是比平常覺得舒服的溫度再低個1～2度。為了能夠一夜好眠，建議可將寢室維持在適合自己的溫度和溼度。

Good

選擇能讓陽光透入室內的窗簾

早晨的光照是重置生理時鐘的關鍵。清醒前若能照射到陽光，就能維持在非快速動眼睡眠第一期或第二期，也比較容易清爽地醒來。

睡眠時

起床時

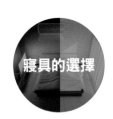
想要擁有舒適的睡眠品質
該如何挑選床墊和枕頭呢？

柳澤博士認為若要獲得舒適的睡眠，「寢具的選擇」也相當重要。

「例如患有睡眠呼吸中止症的人，最容易在仰躺時出現呼吸暫停的現象，側睡時基本上並不會發生舌頭或軟顎下垂阻塞住呼吸道。因此選擇寢具時的重要條件，就是要挑選適合側睡使用者的產品（柳澤博士）。

長時間維持側睡的姿勢肩膀一定會疼痛，雖然一段時間後就會恢復成仰躺的姿勢，但是適合長時間側睡的寢具才是首選。

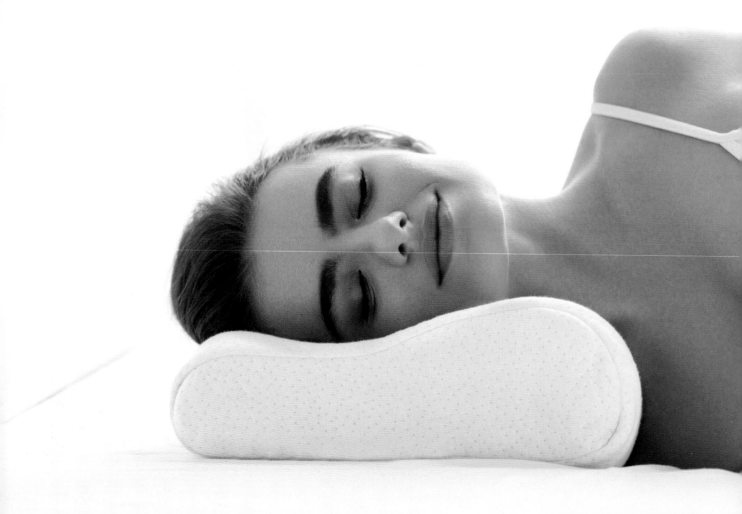

挑選符合側睡所需的枕頭

根據柳澤博士所言，床墊最重要的作用是維持睡覺姿勢和分散身體壓力。

然而維持姿勢和分散身體壓力的功能，卻是兩者不可兼得。究竟哪一種床墊比較適合自己，有時得實際試睡一晚才會知道。

另外一個重點則是枕頭。挑選枕頭時，高度和硬度都很重要。

「兩端高、中間低的枕頭是相當合理的枕型設計，可讓頭部在側睡時得到適當的支撐」（柳澤博士）。如何挑選一個能提升睡眠品質的枕頭，每個人的情況都不太一樣，必須多方嘗試才能找到最適合自己身體構造的寢具。

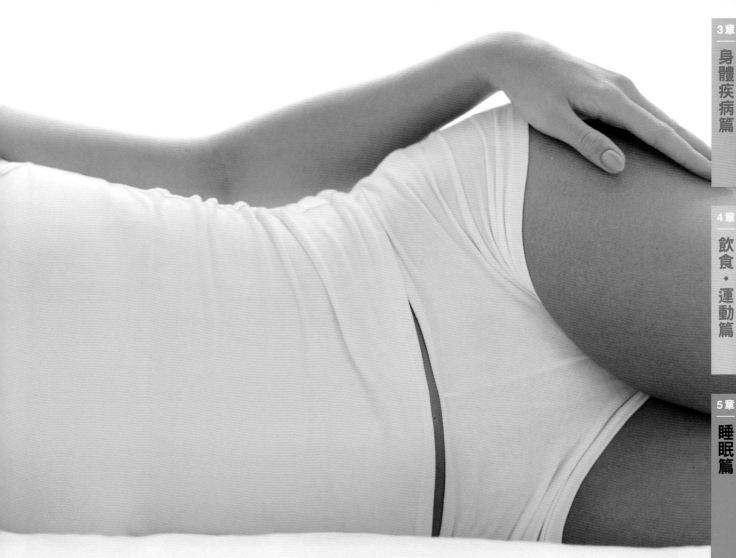

月亮的陰晴圓缺與
睡眠的關係

從很久以前就知道月亮的陰晴圓缺可能會影響人們的睡眠。華盛頓大學的卡西拉吉（Leandro Casiraghi）博士等人組成的研究團隊曾發表一份研究，指出人的睡眠時間會與月亮陰晴圓缺的週期同步。實驗的受試者為阿根廷的原住民社區，分別居住在完全無電可用的農村、電力供給有限的農村以及具有電力設備的都市。結果發現在有電可用的環境中，人們的睡眠時間減少且入睡時間變晚。

滿月的時候
兩眼也閃閃發光？

　與月亮的週期一樣，睡眠時間和入睡時間也會有時間偏差。在滿月前3～5天入睡時間

> **為獲得舒適的睡眠也必須將月亮的影響納入考量嗎？**

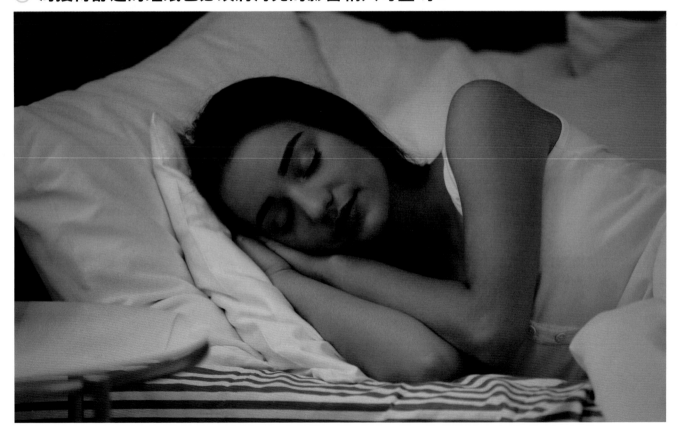

即便沒有意識到月亮，但睡眠時間依然會在滿月時減少、新月時增加？

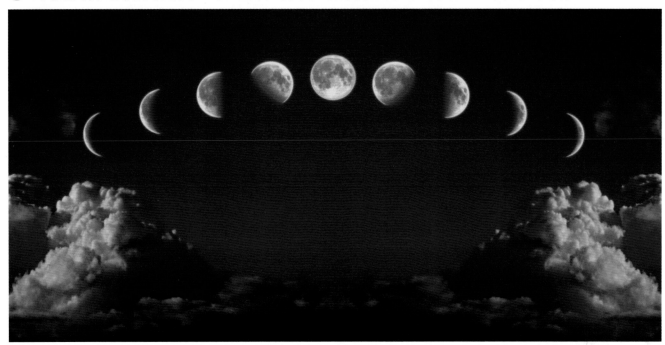

會往後延，睡眠時間有減少的傾向。反之，新月前的幾天則是睡眠時間最長的時候。隨著月相的變化，睡眠時間波動的平均值為46～58分鐘，就寢時間的變化幅度約為30分鐘。

為了確認居住在現代化都市的人是否也會呈現同樣的結果，因此也針對華盛頓大學的464名學生進行了研究，結果顯示睡眠時間和入睡時間的變化與阿根廷原住民是一樣的。

使用電燈的人也會受到影響

從研究結果來看，睡眠時間和入睡時間會受到月亮陰晴圓缺的影響，主要是電燈使用有所限制或是完全沒有電燈可用的環境。但也得知電燈的使用率越高，入睡時間會越晚、睡眠時間也變短。

過去總認為調整晝夜節律的關鍵在於光線，從上述的研究也證實了光線會影響入睡時間或睡眠時間的長短。此外在130頁中曾提到，為了瞭解自己的睡眠型態而以主觀記錄睡眠日誌，不過根據其他的研究成果，已知主觀的睡眠時間也會受到月亮陰晴圓缺的影響。

可能有光線以外的因素

從上述的研究中得知，日落後月亮光線的多寡會影響入睡時間和睡眠時間的長短。可是在調查阿根廷原住民社區的睡眠參數後，卻發現入睡時間和睡眠時間是以15天為週期變化，推測原因可能與月球的引力有關。目前已知每逢新月和滿月（約每隔14.75日），是月球引力作用最大的時候。最近亦有研究指出，在約15天週期的月球引力影響下，會造成雙極性疾患（躁鬱症）的情緒波動或睡眠時間改變。

對於身心都面臨巨大變化的中年世代來說，光線及月球引力等來自外部的影響也會逐漸增加，因此當務之急是透過睡眠日誌等方式找出最適合自己的睡眠時間。

參考文獻：Leandro Casiraghi1,et al,. Moonstruck sleep: Synchronization of human sleep with the moon cycle under field conditions. Science Advances 27 Jan 2021:Vol. 7, no. 5, eabe0465.

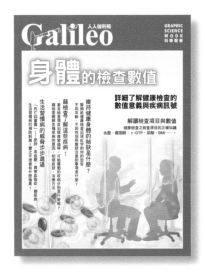

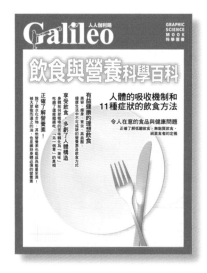

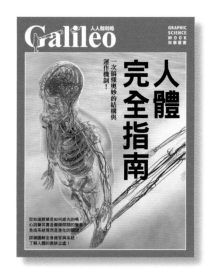

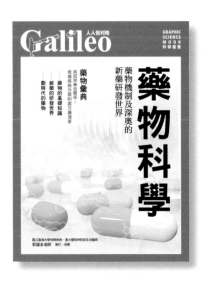

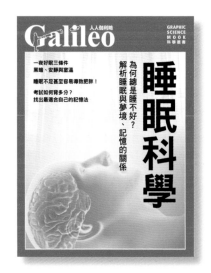

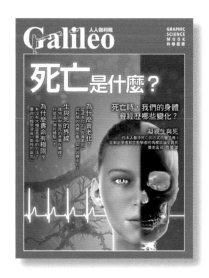

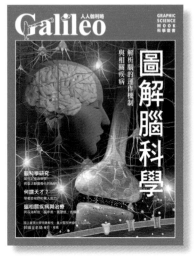

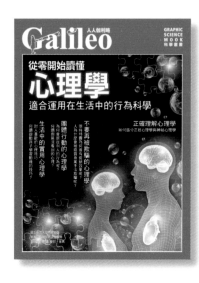

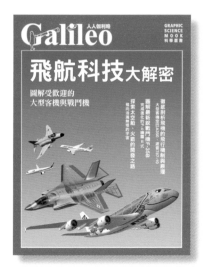

定價：350元以上

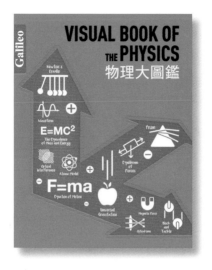

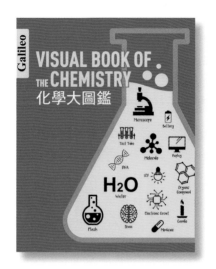

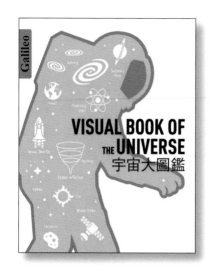

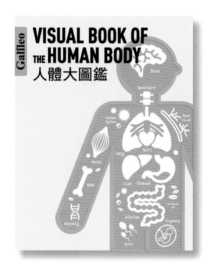

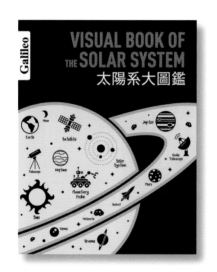

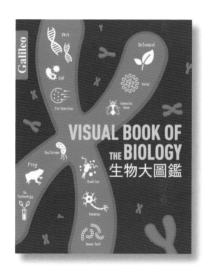

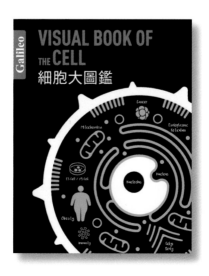

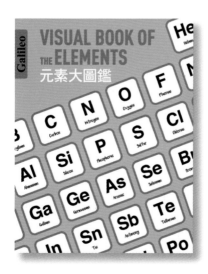

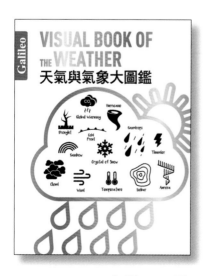

定價：630元

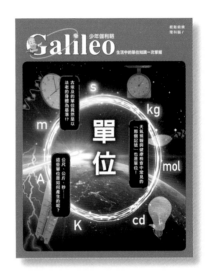

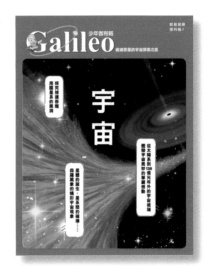

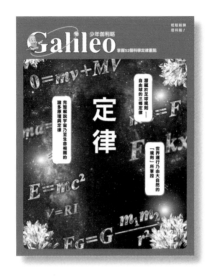

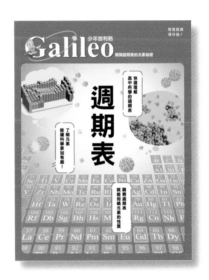

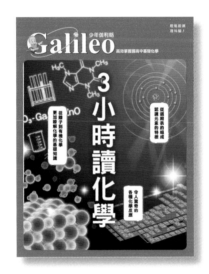

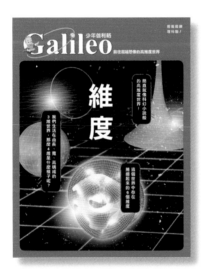

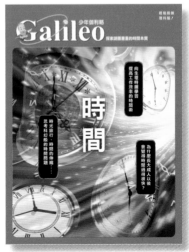

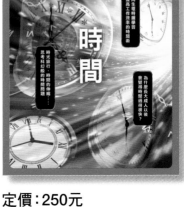

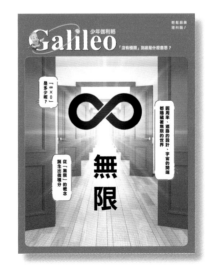

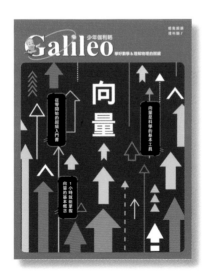

定價：250元

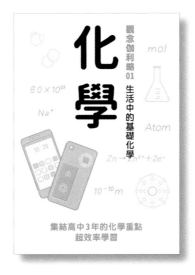

化學

觀念伽利略01　生活中的基礎化學

集結高中3年的化學重點
超效率學習

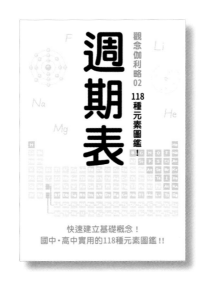

週期表

觀念伽利略02　118種元素圖鑑！

快速建立基礎概念！
國中·高中實用的118種元素圖鑑！！

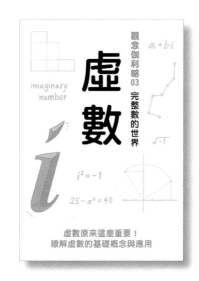

虛數

觀念伽利略03　完整數的世界

虛數原來這麼重要！
瞭解虛數的基礎概念與應用

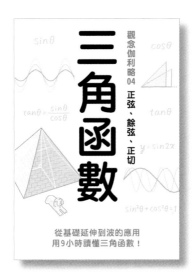

三角函數

觀念伽利略04　正弦、餘弦、正切

從基礎延伸到波的應用
用9小時讀懂三角函數！

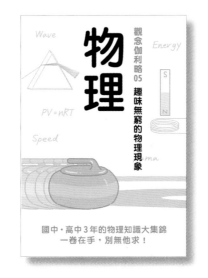

物理

觀念伽利略05　趣味無窮的物理現象

國中·高中3年的物理知識大集錦
一卷在手，別無他求！

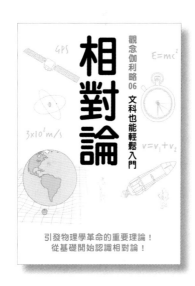

相對論

觀念伽利略06　文科也能輕鬆入門

引發物理學革命的重要理論！
從基礎開始認識相對論！

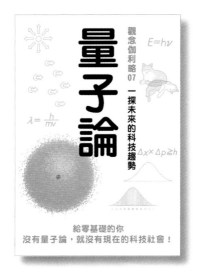

量子論

觀念伽利略07　一探未來的科技趨勢

給零基礎的你
沒有量子論，就沒有現在的科技社會！

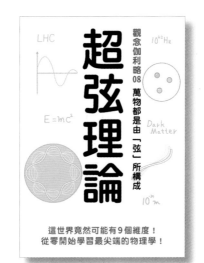

超弦理論

觀念伽利略08　萬物都是由「弦」所構成

這世界竟然可能有9個維度！
從零開始學習最尖端的物理學！

1. 可愛插圖風格，兼顧圖解與訊息量
2. 文字量少，減輕閱讀壓力
3. 整理觀念精華，掌握重點

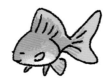

定價：280元以上

【 人人伽利略系列 33 】

40歲保健指南
掌握身體正確知識！應對＆預防中老年疾病

作者／日本Newton Press
特約主編／王原賢
翻譯／許懷文
編輯／林庭安
發行人／周元白
出版者／人人出版股份有限公司
地址／231028 新北市新店區寶橋路235巷6弄6號7樓
電話／（02）2918-3366（代表號）
傳真／（02）2914-0000
網址／www.jjp.com.tw
郵政劃撥帳號／16402311 人人出版股份有限公司
製版印刷／長城製版印刷股份有限公司
電話／（02）2918-3366（代表號）
經銷商／聯合發行股份有限公司
電話／（02）2917-8022
香港經銷商／一代匯集
電話／（852）2783-8102
第一版第一刷／2022年12月
定價／新台幣450元
　　　港幣150元

國家圖書館出版品預行編目（CIP）資料

40歲保健指南：掌握身體正確知識！
應對＆預防中老年疾病
日本Newton Press作；許懷文翻譯. -- 第一版. --
新北市：人人出版股份有限公司, 2022.12
面；公分. —（人人伽利略系列；33）
譯自：40代からの人体の取扱説明書：人生100
年時代を乗り切るための科学的に正しい体の
維持の仕方
ISBN 978-986-461-313-7（平裝）
1.CST：健康法 2.CST：保健常識

411.1　　　　　　　　　　　　111016597

NEWTON BESSATSU 40DAI KARA NO
JINTAI NO TORIATSUKAI SETSUMEISHO
Copyright © Newton Press 2021
Chinese translation rightsin complex
characters arranged with
Newton Press through Japan UNI Agency, Inc.,
Tokyo
www.newtonpress.co.jp
●著作權所有・翻印必究●

Staff

Editorial Management	木村直之
Design Format	米倉英弘（細山田デザイン事務所）
Editorial Staff	中村真哉
	宇治川裕
Writer	北原逸美（112～121 ページ）
	能登大嗣（4～23, 52-53,122-123 ページ）
	ながさき一生（24～51, 54～91, 94～111, 124～139 ページ）

Photograph

2	Halfpoint/stock.adobe.com		doi:10.1371/journal.pgen.1000238	106-107	exclusive-design/stock.adobe.com
3	vaaseenaa/stock.adobe.com	46-47	Mladen/stock.adobe.com	108-109	Prostock-studio/stock.adobe.com
5	Rasi/stock.adobe.com	48-49	beeboys/stock.adobe.com	110-111	Proxima Studio/stock.adobe.com
6-7	Gorodenkoff/stock.adobe.com	52	Valeriy Velikov/stock.adobe.com	112	vaaseenaa/stock.adobe.com
8-9	norikko/stock.adobe.com	53	lazyllama/stock.adobe.com	122	takasu/stock.adobe.com
10-11	Monet/stock.adobe.com	82-83	onephoto/stock.adobe.com	123	SciePro/stock.adobe.com
12-13	あんみつ姫/stock.adobe.com	84-85	SciePro/stock.adobe.com	128-129	グローム・マネジメント株式会社メディカル事業部
14-15	mashot/stock.adobe.com	92	Konstantin Yuganov/stock.adobe.com		蒔穗透氏
16-17	Rasi/stock.adobe.com	93	taa22/stock.adobe.com	131	lightwavemedia/shutterstock.com
18-19	SciePro/stock.adobe.com	95	beeboys/stock.adobe.com	136-137	puhhha/stock.adobe.com
20-21	Alexander Raths/stock.adobe.com	96-97	beeboys/stock.adobe.com	138	New Africa/stock.adobe.com
22-23	Halfpoint/stock.adobe.com	100-101	Syda Productions/stock.adobe.com	139	korionov/stock.adobe.com
28-29	Kana Design Image/stock.adobe.com	102-103	areeebarbar/stock.adobe.com	141	beeboys/stock.adobe.com
45	Sarah L. S., et al., PLoS Genet. 4(10): e1000238.	104-105	ohayou!/stock.adobe.com		

Illustration

Cover Design	宮川愛理（イラスト：Newton Press）	62-63	目黒市松	98-99	Newton Press
1～3	Newton Press	64-65	山本 匠	112～121	Newton Press
3	山本 匠	66-67	吉原成行，小林 稔	125	Newton Press
24～27	Newton Press	68-69	奥本裕志	126-127	Newton Press
30～45	Newton Press	70-71	目黒市松・Newton Pres	132-133	高島達明
50-51	Newton Press	72-73	青木 隆	134-135	Newton Press
55	山本 匠	74～81	Newton Press		
56-57	山本 匠	82～87	NADARAKA Inc.・Newton Press		
58-59	門馬朝久	88-89	金井裕也・Newton Press		
60-61	奥本裕志	90-91	小林 稔		

初出（内容は一部再編集・抜粋の上，掲載しています）

脂肪と糖の新常識　Newton 2021 年 3 月号
Newton 別冊『体と病気の科学知識』
Newton 別冊『人体完全ガイド』
Newton 別冊『睡眠の教科書』